JN057631

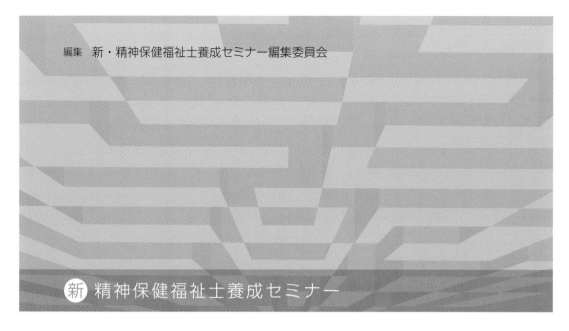

編集　新・精神保健福祉士養成セミナー編集委員会

新 精神保健福祉士養成セミナー

# 精神障害
# リハビリテーション論

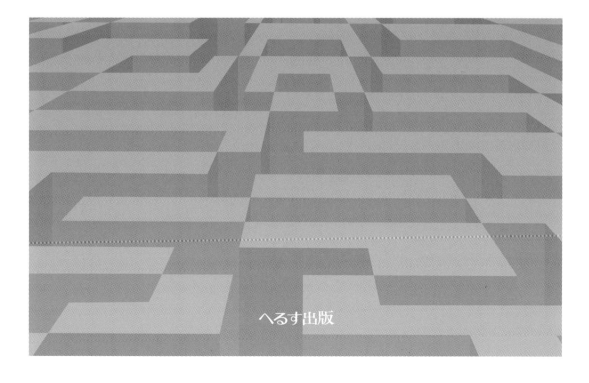

へるす出版

# 刊行にあたって

　精神保健福祉士養成の教科書として『精神保健福祉士養成セミナー』のシリーズを発刊したのは，精神保健福祉士の国家資格が誕生した1998（平成10）年であった。以来，好評のうちに版を重ねてきたが，このたび，精神保健福祉士の教育カリキュラムの変更を受け，『新・精神福祉士養成セミナー』を刊行することとなった。

　近年，精神保健福祉士に求められる役割や社会的期待は拡大している。精神疾患によって医療を受けている者や日常生活や社会生活に支援を必要とする者，潜在的に精神保健の課題がある者，それだけでなく国民全体が対象者になり得るといわれ，精神保健福祉士の配置・就労状況も，医療，福祉，保健分野から，教育，司法，産業・労働分野へと広がっている。

　新しいカリキュラムは，このような社会的要請に的確に対応できる精神保健福祉士の養成を期待するものであり，科目が見直され，再構成された。

　本書の編纂に際しては，新しい教育内容に対応することはもちろんのことであるが，精神保健福祉士が国家資格化以前から積み上げてきた歴史的経緯を踏まえ，先達の熱き志を顧み，時代が変わっても揺らぐことのない精神保健福祉士のもつべき理念を継承していくことを念頭に置いた。

　本書が，読者の方々の学習の一助となり，精神保健福祉士として活躍するための糧となることを願うばかりである。

新・精神保健福祉士養成セミナー
編集委員会編者一同

# 目　　次

刊行にあたって

## 第1章　精神障害リハビリテーションの理念と定義，基本原則

Ⅰ　リハビリテーションの理念，歴史と定義 ……………………………………… 2
　A　リハビリテーションの理念　3
　B　リハビリテーションの歴史と定義　4
　C　リハビリテーションの分野　10
Ⅱ　精神障害リハビリテーションの理念と意義，基本原則 ……………… 11
　A　精神障害リハビリテーションの理念　11
　B　精神障害リハビリテーションの歴史　13
　C　精神障害リハビリテーションの定義　18
　D　精神障害リハビリテーションの分野　19
　E　精神障害リハビリテーションの基本原則　20
Ⅲ　精神障害リハビリテーションと精神保健福祉士の関係 …………… 24
　A　リハビリテーションと社会福祉（障害者福祉）　24
　B　精神障害リハビリテーションにおける精神保健福祉士の役割　25

## 第2章　精神障害リハビリテーションの構成および展開

Ⅰ　精神障害リハビリテーションの対象 ………………………………………… 30
　A　精神障害リハビリテーション対象の共有化　30
　B　精神障害リハビリテーションの対象となる精神障害者の定義
　　（法規定の変遷）　31
　C　精神障害リハビリテーションの理念の再確認　36
　D　対象となる障害者観，リハビリテーション理念確立の経過と現状　38
　E　精神障害リハビリテーション対象の支援に必要な視点　40
　F　精神保健福祉士の支援・リハビリテーション対象の拡大　44
Ⅱ　チームアプローチ ……………………………………………………………………… 46
　A　なぜチームアプローチなのか　46
　B　チームアプローチの類型と効果的な展開　46
　C　近年のチームアプローチに対する経済的な評価　50
Ⅲ　精神障害リハビリテーションのプロセス ……………………………… 52
　A　クライエントとの出会いとインテーク　53
　B　アセスメント　54
　C　プランニング（計画）　57

  D 実 施 59

  E 評 価 61

 Ⅳ 精神障害リハビリテーションにおける精神保健福祉士の役割

                     63

  A 精神保健福祉士がリハビリテーションに関与する根拠 63

  B 精神保健福祉士の役割 65

## 第3章　精神障害リハビリテーションプログラムの内容と実施機関

 Ⅰ 医学的リハビリテーションプログラム 70

  A 認知行動療法 70

  B 行動療法 73

  C 作業療法 75

  D 健康自己管理のプログラム 78

  E 依存症回復プログラム 80

  F デイケアプログラム 84

 Ⅱ 職業的リハビリテーションプログラム 87

  A 就労準備プログラム 88

  B 援助付き雇用モデル 89

  C IPS モデル 91

  D 復職支援プログラム 92

  E 就労定着プログラム 95

  F 実施機関 95

 Ⅲ 社会的リハビリテーションプログラム 99

  A 社会生活技能訓練 100

  B 心理教育プログラム 102

  C WRAP（元気回復行動プラン） 103

  D 生活訓練 104

  E 地域移行 105

  F 実施機関 107

 Ⅳ 教育的リハビリテーションプログラム 115

  A 特別支援教育プログラム 115

  B 障害学生支援プログラム 117

 Ⅴ 家族心理教育（Family Psycho-Education）プログラム 121

  A 歴史的背景 121

  B 日本における家族心理教育の導入の必要性と意義 122

  C 家族心理教育プログラムの構造 122

  D 家族心理教育プログラムの概要 125

  E 家族による家族支援プログラム 127

　　　F　　家族会（セルフヘルプグループ）　128

# 第4章　精神障害リハビリテーションの動向と実際

　　I　　精神障害当事者および家族を主体としたリハビリテーション
　　　　　　‥‥‥‥‥‥‥‥‥‥‥‥‥‥‥‥‥‥‥‥‥‥‥‥‥‥‥‥‥‥‥‥‥‥‥ 134
　　　A　　精神障害当事者および家族を主体としたリハビリテーションとは　134
　　　B　　精神障害当事者および家族が主体となるピア活動とは　135
　　　C　　精神障害当事者および家族が主体のピアサポート活動の実際　137
　　　D　　ピアサポーター，ピアスタッフ　139
　　　E　　当事者主導プログラム　145
　　　F　　当事者および家族によるピアサポート活動の意義および役割　146
　　II　　依存症へのリハビリテーション　‥‥‥‥‥‥‥‥‥‥‥‥‥‥‥‥‥‥‥ 146
　　　A　　治癒と回復の意味　148
　　　B　　アディクションと否認　149
　　　C　　代表的なアディクション　150
　　　D　　アディクションの再発の要因　151
　　　E　　家族への支援　152
　　　F　　家族の回復　153
　　　G　　子どもたちが抱える問題　154
　　　H　　アディクション問題から回復へ向けた支援のために　155
　　　I　　アディクション問題へのリハビリテーション　155
　　　J　　アディクション問題における精神保健福祉士の役割　156
　　　K　　回復のためのリカバリーツール　156


索　引
編集・執筆者一覧

第 **1** 章

精神障害
リハビリテーションの
理念と定義，基本原則

この章で学ぶこと

Ⅰ リハビリテーションの理念，歴史と定義

Ⅱ 精神障害リハビリテーションの理念と意義，基本原則

Ⅲ 精神障害リハビリテーションと精神保健福祉士の関係

精神科医療の枠組みのなかで位置づけられていた精神科リハビリテーション（psychiatric rehabilitation）に代わって，精神障害リハビリテーションという用語が使われるようになったのは，最近のことである。

　精神障害者が「疾病と障害の併存」ととらえられるようになり，精神障害者の地域生活支援や，そのための社会環境の整備など対象領域が拡大し，福祉，就労など，社会生活全般に多職種が共同して取り組むようになったことから，包括的な概念として精神障害リハビリテーションと呼ばれるようになった。

　本章では，精神障害リハビリテーションを理解するために，最初に，リハビリテーションの理念，歴史と定義を概観し，そのうえで精神障害リハビリテーションの理念，歴史，基本原則について学ぶ。併せて多職種連携によって展開する精神障害リハビリテーションを担う精神保健福祉士の役割について理解する。

## Ⅰ　リハビリテーションの理念，歴史と定義

　**リハビリテーション**（rehabilitation）という言葉の語源は，re －「再び」という接頭語と，－ tation「～すること」の間にはさまれた「適した」「ふさわしい」という意味のラテン語の形容詞である habilis から構成されている。直訳すると「再び適した状態にすること」である。中世のヨーロッパでは，何らかの原因で地位や身分が取り上げられた場合に，それが後になって取り消され，元の地位や身分に復帰することや，宗教的な意味で教会から破門されていた人が，許されて復権することを意味した。例えば，15世紀前半にジャンヌ・ダルクが宗教裁判にかけられて，魔女として火あぶりの刑に処せられた後に，やり直しの裁判でその罪が取り消され名誉を回復したことや，ガリレオ・ガリレイが地動説を唱えて宗教裁判によって異端とされたが360年後に法王庁によって破門を取り消されたことなどがリハビリテーションと呼ばれた。

　このように，広く全人間的な名誉や尊厳の復権にかかわる意味をもっていたリハビリテーションという言葉が医学用語として使用され，治療段階を終えた疾病や外傷などによって生じた後遺症の回復訓練として医学的リハビリテーションが重視されるようになったため，身体機能の回復訓練という狭いとらえ方がされるようになったといわれている。

　現在は，対象となる障害の広がりや，人権やノーマライゼーション思想などの影響などを反映して，リハビリテーションの理念は「**全人間的復権**」という意味を取り戻し，障害者のライフステージのすべての段階において全人間的復権に寄与し，障害者の自立と参加を目指す「障害者基本法」により具現化している。

# A • リハビリテーションの理念

## 1 障害者の全人間的復権

**佐藤久夫**は，障害者の**全人間的復権**について「この全人間的復権という目的は，機能回復，職業的自立という目的のみならず，社会復帰というひろい目的に比べても，全く異なる新しい意味を持つものである。社会復帰がリハビリテーションの目的であるという理解からは，長期にわたる福祉施設での生活を必要とすると考えられる重度の障害者はリハビリテーションの対象から除外されることとなるし，なによりもリハビリテーション活動の評価のものさしが退院率・退所率という形式的側面に限定されてしまうことになる。そうでなくて（復帰した社会での）生活の質がどうなっているのか，ほんとうに生きがいのもてる人間的な生活が実現できているかどうか，その人が自らの人生の主体者として性格・能力や希望にふさわしい社会参加が実現できているかどうか，ということを問題とし評価のものさしとする」[1] とした。

リハビリテーションの理念をこのようにとらえることは，経済的自立や**日常生活動作**（activities of daily living；**ADL**）の自立が優先される自立観から，支援を受ける立場にあっても自らの生活を自分の意思に基づいて決定し，自らの人生の主人公になることこそが，その人の**生活の質**（quality of life；**QOL**）を最大限に高めることであるという自立観に転換することでもある。

## 2 ノーマライゼーション

**ノーマライゼーション**（normalization）は，デンマーク社会省の**バンク‐ミケルセン**（Bank-Mikkelsen, N. E.）やスウェーデンの**ニィリエ**（Nirje, B.）らによって知的障害者運動，とくに施設の改善運動としてスタートした。障害者を「ノーマル」にすることではなく，地域社会が同じ市民として障害者を受け入れる環境を整え，人権を擁護して，障害のない者と変わらない生活を送ることができる「共に生きる社会」をつくろうとする障害福祉の理念の一つである。近年では，ソーシャルインクルージョン（social inclusion）などのさまざまな理念や思想の源泉となっている。

## 3 自立生活の思想—ADL から QOL へ

QOL がリハビリテーションの目標に取り上げられるようになったのは，カリフォルニア大学の身体障害学生，**ロバーツ**（Roberts, E.）らの**自立生活**（independent living；**IL**）運動などの影響が背景にある。それは「他人の助けを借りて15分で衣服を着，仕事に出かけられる障害者は，自分で衣類を着るのに2時間かかるために家にいるほかない障害者よりも自立している」という考え方である。ロバーツらは，1972年の卒業時，大学のキャンパス内に自立生活センターを設立したが，この運動はやが

て世界中に広がることとなった。彼らは，①障害者のニーズがどのようなものか，またそのニーズにどう応えるかをもっとも知っているのは障害者自身である，②障害者のニーズは，さまざまなサービスを用意し，総合的なプログラムによってもっとも効果的に満たすことができる，③障害者は，住んでいるコミュニティのなかにできるだけ統合されるべきである，という自立生活支援サービスの3原則を提唱した。

　自立生活運動のなかから生まれたこの理念は，たとえ全面的な介助を受けていても自己決定権と選択権が最大限尊重されているかぎり，人格的には自立しているととらえる考え方であり，これはどんなに重度の障害者にも自立はあり得ることを示している。

## B・リハビリテーションの歴史と定義

　リハビリテーションの歴史を大きく「草創期」「確立期」「発展期」の3つの時期に分けて，各次期の代表的な定義を取り上げる。

### 1 草創期

　医学の世界で，リハビリテーションという言葉が使われたのは，1917年，第一次世界大戦中のアメリカ陸軍関係に，「身体再建およびリハビリテーション部門」が設けられたのが最初である。リハビリテーションは，まず戦傷者を職業に就かせようという政策的な意図が先にあり，その目的を達成するために身体再建（治療や訓練）が行われた。これを支える制度として，1918年に「**戦傷者リハビリテーション法**」，1920年には戦傷者以外の障害者も対象とした「**職業リハビリテーション法**」（**スミス・フェス法**）が制定された。

　このような実践を通して，医学的リハビリテーションが重視されるようになるが，とくに1920～1930年代にはポリオが大流行し，それに対する整形外科的アプローチが発展した。

　第二次世界大戦では，さらに多くの戦傷者が発生し，各国は，戦傷者への対応を余儀なくされ，アメリカの病院では，病床や医療従事者の不足もあって早期離床が広く行われ，安静の害と運動の効果が実証されることになった。**ラスク**（Rusk, H. A.）の指導の下，アメリカ空軍基地の病院では，戦傷者の積極的なリハビリテーションが行われた。戦後の医学的リハビリテーション発展の基礎を確立したラスクは，「リハビリテーション医学の父」といわれている。ラスクのパートナーであった障害者の国際センター医療部長**ディーヴァー**（Deaver, G.）は，1938年にADLのチェックリストを作成した。

　1942年には，アメリカにおいてリハビリテーションに関係している全国の代表者が参加して「**全米リハビリテーション協議会**」を開催し，最初の国際的なリハビリテー

ションの定義がまとめられている。

> ■**リハビリテーション：全米リハビリテーション協議会の定義（1942年）**
> 　障害者（handicapped）をして身体的，精神的，社会的，職業的，経済的に最高限度の有用性を回復させることである。
> 　障害者がさまざまな側面の能力を最高限度まで回復させるという，リハビリテーションの対象と目的が定義されている。

　さらに，第二次世界大戦では戦争神経症が多発したこともあって，精神障害者に対するリハビリテーションが工夫され始め，アメリカでは1943年の「職業リハビリテーション法」の改正で，知的障害者や精神障害者も対象に加えている。

　イギリスでは，1941年に「障害者リハビリテーションに関する各省合同委員会」を設置し，1944年には「**障害者雇用法**」が成立した。

　日本のリハビリテーションの始まりは，肢体不自由児療育と傷痍軍人援護にあるといわれている。1920年代にドイツから帰国した東京帝国大学医科大学整形外科教授の**高木憲次**が肢体不自由児の「療育」の理念を提唱し，医学的治療と教育の結合を主張して，1942（昭和17）年には，東京に肢体不自由児施設「**整肢療護園**」を創設している。

　第二次世界大戦中の1939（昭和14）年には，**軍事保護院**が設けられ，その傘下に傷痍軍人療養所や職業訓練所が設立された。併せて四肢切断に対する義肢制作・訓練が進められている。1940（昭和15）年には鉄道弘済会に義肢工場が開設された。

## ② 確立期

　第二次世界大戦後のリハビリテーションは，戦傷者に限らず徐々に一般の障害者に対象が拡大している。

　アメリカでは，1947年にリハビリテーション専門医制度が発足し，イギリスでは，1942年に**国民保健サービス**（National Health Services；**NHS**）によって，当初から医学的リハビリテーションが提供された。

　1951年には世界理学療法連盟，1952年には世界作業療法士連盟が設立されている。

　職業リハビリテーションについては，1955年に国際労働機関（International Labor Organization；ILO）は，「**障害者の職業リハビリテーションに関する勧告**」（**ILO勧告第99号**）を出し，その重要性を強調した。

　1968年に世界保健機関（World Health Organization；WHO）は，「医学的リハビリテーション専門家委員会」を開催し，リハビリテーション全般の定義と併せて，「医学的リハビリテーション」「社会的リハビリテーション」「職業的リハビリテーション」の各分野を定義した。

> **■リハビリテーション：WHO の定義（1968年）**
>
> 　障害（disability）の場合，機能的能力（functional ability）が可能なかぎり最高の水準に達するように，個人を訓練あるいは再教育するために医学的，社会的，職業的手段を併せ，かつ，調整して用いることである。

　1970年代には，先進諸国においてリハビリテーションによっても仕事に就くことが困難な重度障害者対策に焦点が当てられるようになり，社会リハビリテーションの果たすべき役割がクローズアップされるようになる。

　アメリカでは，職業的ゴールに到達する見込みのない重度障害者のための「職業リハビリテーション法」の改正案が「職業復帰を基本目標とするリハビリテーションのプログラムを攪乱する」という理由で二度も大統領に拒否され，1973年にようやく「職業リハビリテーション法」から「職業」が削除され「**リハビリテーション法**」に改正された。

　また，1970年代から，アメリカにおいて「医学モデル」に基づく，専門職主導によるリハビリテーション・サービスを拒否してロバーツらが展開した**自立生活運動**は，障害当事者主体の「**生活モデル**」や「**社会モデル**」に基づくリハビリテーションへの転換と重心の移行をもたらすことになった。このような状況のなかで，1975年に国連は「**障害者の権利宣言**」を採択している。

　日本における本格的なリハビリテーションの法制度は，1949（昭和24）年に制定された「**身体障害者福祉法**」である。同法の目的では，「更生の援助」「更生のための必要な保護」を行うこととされ，リハビリテーションの日本語訳として「更生」という言葉があてられ，身体機能の回復訓練や職業訓練という狭い意味で使われた。

　その後，医学的リハビリテーションを中心に，欧米諸国のリハビリテーションの成果が，とくに1960年代にアメリカに留学したグループによって導入されている。

　職業リハビリテーションの法制度については，1960（昭和35）年に制定された**身体障害者雇用促進法**（現・障害者の雇用の促進等に関する法律）によって推進された。

　1963（昭和38）年には，肢体不自由児や脳卒中に対応して発展してきた整形外科と内科領域の医師を中心に日本リハビリテーション医学会が設立され，同年に理学療法士，作業療法士を養成する国立療養所東京病院付属リハビリテーション学院が開校されている。

　1964（昭和39）年に，東京オリンピックに引き続き，国際身体障害者スポーツ大会「東京パラリンピック」を開催し，翌年の1965（昭和40）年には，リハビリテーションに関する初めての国際会議，「第3回汎太平洋リハビリテーション会議」を東京で開催して，トータルリハビリテーションの理念の普及に貢献した。

　また，同年には「**理学療法士及び作業療法士法**」が制定されている。

　1970年代には，「**心身障害者対策基本法**」が制定され，総合的な国立リハビリテー

**図1-1 ◆ 国際障害分類（ICIDH）の障害構造モデル**

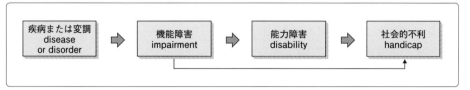

資料　WHO, 1980.

ションセンターが開設されている。

## ③ 発展期

　1980年以降は，国連による国際障害者年などによって障害者施策の取り組みが推進され，リハビリテーションが発展する。

　WHO は1980年に「**国際疾病分類**」（International Classification of Diseases；**ICD**）の補足のために「病気の諸帰結の分類」として「**国際障害分類**」（International Classification of Impairments, Disabilities and Handicaps；**ICIDH**）を示した。

　ICIDH では，疾病の結果としての障害を3つのレベルに分類し，**上田敏**の説明によれば，「**機能障害**」（impairment）は，人間を生物学的レベルでとらえた障害，「**能力障害**」（disability）は，人間を個人レベルでとらえた障害，「**社会的不利**」（handicap）は，社会的存在としての人間のレベルでとらえた障害とした（**図1-1**）。

　この障害構造モデルと，1950年代末に北欧に生まれた「ノーマライゼーションの思想」の普及，1970年代のアメリカで展開した自立生活運動（IL 運動）などの影響によって，リハビリテーションの理念や定義も大きく変化することになる。

　国連は，1981年を**国際障害者年**と位置づけ，翌1982年に「**障害者に関する世界行動計画**」を発表した。障害者の「**完全参加と平等**」を実現するために「**80年代憲章**」を採択し，①障害の予防，②リハビリテーションおよび支援の提供，③地域社会への統合と平等な参加，④市民の理解を高める，といった4つの課題が強調された。

　こうした計画を実施するために，1983～1992年を「**国連・障害者の十年**」と位置づけた。

　1982年には，国連による「障害者に関する世界行動計画」で示されたリハビリテーションの定義は，現在，世界的に共通認識されているリハビリテーションの定義となっている。

---

**■リハビリテーション：国連「障害者に関する世界行動計画」（1982年）**
　身体的，精神的，社会的にもっとも適した生活機能水準の達成を可能とすることによって，各人が自らの人生を変革していくための手段を提供していくことを

目指し，かつ，時間を限定した過程である。機能の喪失や機能の制限を補償するための措置（具体的には福祉用具）等とともに，障害のある者の社会的適応や再適応を促進するための措置も含まれる。

　この定義から，リハビリテーションの目標が「最高レベル」から「各人にもっとも適したレベル」に変わり，リハビリテーション過程における専門職者主導の「医学モデル」から障害者の主体性を尊重した「生活モデル」への移行，そして，障害者をいつまでもリハビリテーションの「対象者」として扱うことをやめて期間を限定した取り組みとして考えるようになってきたことがうかがえる。「完全参加と平等」のための取り組みは，障害者個人に向けられたリハビリテーションと社会環境を改善していく取り組みを「機会均等化」と呼び，分けて考えることになる。

　なお，1993年の第48回国連総会において採択された「障害者の機会均等化に関する標準規則」のリハビリテーションの定義も，この定義が使われている。

　アメリカでは，1990年に機会均等化の象徴とでもいうべき「**障害を持つアメリカ人法**」（Americans with Disabilities Act；**ADA**）が制定され，1993年には，第48回国連総会において「**障害者の機会均等化に関する標準規則**」（Standard Rules on the Equalization of Opportunities for Persons with Disabilities）が採択された。

　さらに，WHO は，1990年から，国際障害分類の専門家だけでなく障害当事者も参加して改訂のための検討を始め，2001年5月の第54回総会において，ICIDH の改訂版である「**国際生活機能分類**」（International Classification of Functioning, Disability and Health；**ICF**）を採択している。

　ICF では，マイナスイメージを伴う能力障害や社会的不利という用語を避け，人間の生活機能と障害について「**心身機能・身体構造**」（body functions & structure），「**活動**」（activity），「**参加**」（participation）の3つの次元および「**環境因子**」（environment factors）等の影響を及ぼす因子で構成されており，障害は個体側要因と環境要因の相互の関係で規定されるという立場から，障害を「**機能障害**」「**活動制限**」「**参加約**」としてとらえている（**図1-2**）。

　日本においても1980年以降は，国連による国際障害者年などによって障害者施策の取り組みが推進され，リハビリテーションが発展する。1988（昭和63）年には，アジアで初めての「**第16回リハビリテーション世界会議**」が東京で開催された。その後，1993（平成5）年には「**障害者基本法**」が成立し，2005（平成17）年には，**障害者自立支援法**が成立している。

　2006年に国連によって採択された「**障害者の権利に関する条約**」（**障害者権利条約**）では，第26条にリハビリテーションが規定されている。リハビリテーションはさまざまな分野から構成される包括的（総合的）なものとして，できるだけ早期に，総合的

**図1-2 ◆ 国際生活機能分類（ICF）の生活機能分類モデル**

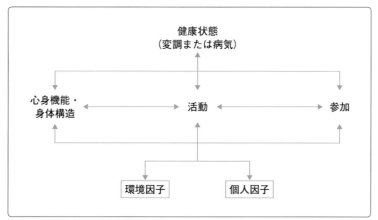

資料　厚生労働省：国際生活機能分類；国際障害分類改訂版（日本語版）．2002.
https://www.mhlw.go.jp/houdou/2002/08/h0805-1.html

な評価を基に提供され，本人が自発的・主体的に取り組むものであり，地域社会において提供されなければならないと記述されている。

---

**■リハビリテーション：障害者権利条約第26条（2006年）**

　リハビリテーション締約国は，障害者が，最大限の自立ならびに十分な身体的，精神的，社会的および職業的な能力を達成し，および維持し，ならびに生活のあらゆる側面に完全に受け入れられ，および参加することを達成し，および維持することを可能とするための効果的かつ適当な措置（障害者相互による支援を通じたものを含む。）をとる。このため，締約国は，とくに，保健，雇用，教育および社会に係るサービスの分野において，包括的なリハビリテーションのサービスおよびプログラムを企画し，強化し，および拡張する。この場合において，これらのサービスおよびプログラムは，次のようなものとなる。

(a) 可能なかぎり初期の段階において開始し，ならびに個人のニーズおよび長所に関する総合的な評価を基礎とすること。

(b) 地域社会および社会のあらゆる側面への参加および受け入れを支援し、自発的なものとし，ならびに障害者自身が属する地域社会（農村を含む。）の可能なかぎり近くにおいて利用可能なものとすること。

2　締約国は、リハビリテーションのサービスに従事する専門家および職員に対する初期研修および継続的な研修の充実を促進する。

3　締約国は、障害者のために設計された支援装置および支援技術であって、リハビリテーションに関連するものの利用可能性、知識および使用を促進する。

---

## C · リハビリテーションの分野

　1968年にWHOから示されたリハビリテーションの定義によって医学的リハビリテーション，社会的リハビリテーション，職業的リハビリテーション，教育的リハビリテーションの主要な4分野が明確にされた。

　これらの分野は完全に独立した分野というより，対象となる障害者のニーズに合わせてそれぞれが有機的に結びつき，統合された「**トータルリハビリテーション**」の態勢（チームアプローチ）を整えることが求められる。

### 1 医学的リハビリテーション

　1969年にWHOが発表した定義では，医学的リハビリテーションを「個人の身体的機能と心理的能力，また必要な場合には，補償的な機能を伸ばすことを目的にし，自立を獲得し，積極的な人生を営めるようにする医学的ケアのプロセスである」とした。

### 2 職業的リハビリテーション

　1969年に，WHOが発表した定義では，職業的リハビリテーションを「職業指導，訓練，適職への就職など，障害者がふさわしい雇用を獲得し，または職場に復帰することができるように計画された職業的サービスの提供である」とした。その後，1955年にILOは，**ILO勧告第99号**「**障害者の職業リハビリテーションに関する勧告**」を採択し，その中で職業的リハビリテーションを「継続的および総合的リハビリテーション過程のうち，障害者が適切な職業につき，かつ，それを維持することができるようにするための職業についての施設（例えば，職業指導，職業訓練および職業の選択紹介）を提供する部分をいう」と定義した。

### 3 教育的リハビリテーション

　教育的リハビリテーションについては，「特別支援教育」や「障害児教育」とほとんど同じ意味として使われるなど，明確に定義されているわけではない。**奥野英子**は教育的リハビリテーションを「障害をもつ児童や成人の全面的な発達を目的としてなされる教育的アプローチの総称であり，障害児教育，特別支援教育等，学齢前，学齢期，大学，大学院，社会教育，生涯教育等を含む取り組みである」[2]と定義している。

　本来リハビリテーションは，種々の障害に対してその機能回復を目指して統合的になされるものであり，そのなかで学齢前教育，学齢期教育，大学・大学院などの高等教育，社会人を対象とする社会教育や生涯教育なども含む，ライフサイクルを包含する幅広い教育活動を教育的リハビリテーションと呼んだ。

## 4 社会的リハビリテーション

1968年にWHOが発表した定義では，社会的リハビリテーションを「障害者が家庭，地域社会，職業上の要求に適応できるように援助したり，全体的リハビリテーションの過程を妨げる経済的・社会的な負担を軽減し，障害者を社会的に統合または再統合することを目的としたリハビリテーション過程の一つである」とした。その後，国際リハビリテーション協会社会委員会は，1980年代初頭から「社会リハビリテーション」の定義の検討に取り組み，1986年に「社会リハビリテーションとは，**社会生活力**（social functioning ability；**SFA**）を高めることを目的としたプロセスである。社会生活力とは，さまざまな社会的な状況のなかで，自分のニーズを満たし，一人ひとりに可能なもっとも豊かな社会参加を実現する権利を行使する力を意味する」と定義した。

# Ⅱ 精神障害リハビリテーションの理念と意義，基本原則

## A 精神障害リハビリテーションの理念

**野中猛**は，精神障害リハビリテーションを「リハビリテーションは，症状軽減だけが目的ではなく，生活や人生の回復を目指すために，医療だけで解決するものではない」[3] と述べている。

日本の場合，精神障害者の「社会復帰」が，ともすると病院から退院することや就労する，いわゆるリセツルメント（resettlement）と同じ意味で語られてきたことから，精神障害リハビリテーションを学ぶにあたっては，改めて精神障害になることによって失った権利を取り戻す「**全人間的復権**」という，リハビリテーション本来の意味を共有する必要がある。

精神障害リハビリテーションにかかわる専門職は，退院促進や就労支援などの技術的対応以前に，精神障害者が当たり前の生活をし，人生を送りたいという，一人ひとりの願いを受け止め，実現する方向に向かって協働する姿勢が求められているといえよう。

近年は，精神障害者自身の主体的取り組みと，生きることの価値観の転換にかかわる新たな精神障害リハビリテーションの理念や工夫の発想を提供し続けている。ここでは，精神障害者が自ら主体的に取り組んでいる活動から学ぶことが，精神障害リハビリテーションの理念を広げ，ひいてはリハビリテーションそのものの理念をとらえ直すことになるという観点を，つけ加えておきたい。

## 1 セルフヘルプ活動とクラブハウス

　同じ状況にある障害者同士がグループを組織して，自分たちの尊厳を自分たちで守ろうという活動が**セルフヘルプグループ**（self-help group；SHG）である。

　1948年に，ニューヨークで精神科医療では救われなかった者同士が集まって「私たちは独りぼっちじゃない」（We are not alone；WANA）を合い言葉に集まり，地域拠点としてのクラブハウスづくりと相互支援を開始した。これが「**ファウンテンハウスクラブ**」で，互いをメンバーと呼び，メンバーはできる範囲で運営に参加するとともに食・住・職が提供される。複数のクラブが協会を組織し，**クラブハウスモデル**は世界中に広がっている。こうした社会生活の実現を強調した活動は，心理社会的リハビリテーションの起源となった。

　1975年には**国際心理社会的リハビリテーションサービス協会**（International Association of Psychosocial Rehabilitation Services；**IAPRS**）が発足している。

## 2 エンパワメント

　偏見や差別にさらされて萎縮する生活や，本人の意志いかんにかかわらず行われる治療・訓練は，自己決定や問題解決の力を奪い，無力の状態にする。**エンパワメント**（empowerment）は，支援者が対等な協働関係のなかで，本人が自己決定能力を高め，生きていく力を取り戻し，発揮していく過程を重視する支援である。

## 3 ストレングス

　**ストレングス**（strength）は，1982年のカンザス大学社会福祉大学院による重度の精神障害者の強さや健康的な部分に焦点化したケースマネジメントの試みから始まっている。対等な協働関係のなかで，障害者本人が生来もっている能力や獲得した才能，発達させてきたスキルなど長所・強み，得意であると思うものを生かす支援を行う。

## 4 リカバリー

　アメリカにおいて1980年代後半から，**リカバリー**（recovery，回復）という概念が盛んに用いられるようになった。**アンソニー**（Anthony, W. A.）は，精神障害者のリカバリー・回復について「回復は，精神疾患の破局的な影響を乗り越えて，人生の新しい意味と目的をつくり出すことでもある。精神疾患からの回復は，病気そのものからの回復以上のものを含んでいる。精神障害を持つ人は，自らに取り込んでしまった偏見から，治療環境の医原的影響から，自己決定の機会の乏しかったことから，仕事をしていないことの否定的影響から，夢破れたことから，回復する必要があるかもしれない。回復はしばしば複雑で時間のかかる過程である」[4] としている。これは，障害をもちながらも希望をもって新たな人生を再発見し，創造する生きた人生体験で

あり，もっぱら主体の内面にかかわるリハビリテーションの新しい理念である。

アンソニーは，このリカバリー・回復に焦点を絞ったメンタルヘルスシステムを提案し，それを樹立するための8つの仮説を提案している[4]。

---

**■8つの仮説（アンソニー）**

①回復は専門家の介入がなくとも起こりうる。

②回復に共通する要素は，回復を必要とする人を信じ，その傍にいるひとの存在である。

③回復という視点は，精神疾患の原因に関するある理論に固有の働きではない。

④回復は症状が再発したときでさえ起こりうる。

⑤回復は症状の頻度と持続時間を変える。

⑥回復は直線的な過程ではない。回復には成長と後退，急速な変化の時期とほとんど変化しない時期がある。

⑦疾患の結果から生じた状態からの回復は，疾患そのものの回復よりも，ときに遥かに困難である。

⑧精神疾患からの回復は，ある人が「本当は精神疾患でなかった」ということを意味するものではない。

---

## B ● 精神障害リハビリテーションの歴史

欧米諸国と日本の精神障害リハビリテーションの歴史を，大きく病院内リハビリテーションから，地域におけるトータルリハビリテーションという時期に分けて整理する。

### 1 病院内リハビリテーションと病院外活動の始まり

精神科医療の領域でリハビリテーションという言葉が使われ始めたのは，ほかの障害者と同様に第二次世界大戦下である。イギリスでは，1941年以降の障害者職業リハビリテーション施策の下，精神障害者に対する職業リハビリテーションが始まり，アメリカでも，1943年の職業リハビリテーション法の改正で，精神障害者も対象に加えられている。精神障害リハビリテーションも当初は職業的リハビリテーション施策が促進要因となっている。欧米の精神障害リハビリテーションを特徴づける動きとしては，第二次世界大戦後の10〜20年の間は，大規模化した精神科病院，病床，少数職員による多数の患者のケアが問題視されるようになり，退院促進活動そのものであった。

1940年代からは精神障害者を対象とした精神科デイケアが始まり，カナダでの**キャ**

メロン（Cameron, D. E.），イギリスでの**ビエラ**（Bierer, J.）の実践が変遷を経て各国に広がっていった。

　いち早くこの問題に取り組んだイギリスでは，**ジョーンズ**（Jones, M.）は，患者たち自身が自助組織を運営することで，その意欲が高められることに気づき，集団内の相互作用そのものが治療的に有効であるとして，病院の開放性を進め，「**治療共同体**」（therapeutic community）の実践が行われている。その結果，治療的な環境の改善こそ不可欠であること，および大きなサイズの入院施設はそれ自体が改革を妨げる要因であること，多数の患者の同時ケアは成果を生まないという事実が明らかになり，多くの国々ではそれまでの精神科病院については縮小，廃止の方向が打ち出され，1950年代以降の病院改革のなかで，そのフィールドは徐々に地域へと移っていった。

　アメリカの**グリーンブラット**（Greenblatt, M.）は，社会的な環境を治療的に用いることで多くの患者を地域社会に復帰させることができるとして，「**部分入院**」としてデイホスピタルやデイケアなど日中の外来以外の診療を行い，夜間は自宅や施設で過ごす地域への移行ステップを示した。さらに，中間施設やグループホーム（地域居住プログラム）も始まっている。

　とくに1948年に，アメリカの**ファウンテンハウス**における退院患者とボランティアによって組織化された**クラブハウス活動**は，今日でいう心理社会的リハビリテーションに先鞭をつけた活動であった。

　このような病院外の活動は，ほかのリハビリテーション活動とともに精神科領域における地域リハビリテーションを発展させる重要な要素となった。

　日本では，戦後，1952（昭和27）年ごろから，精神科病院を開放化し，作業療法・レクリエーション療法・生活指導など，のちに「**生活療法**」と呼ばれる取り組みが始まっている。当時，「**社会復帰**」と呼ばれたこれらの取り組みは，抗精神病薬の普及した1960年代前半から全国的に広がり，先駆的な病院が外勤作業や社会復帰病棟における**ナイトホスピタル**，中間宿舎における**ナイトケア**，**デイホスピタル**を始めた。

## ② 脱施設化と地域リハビリテーションへの移行

　イギリスでは，1959年の精神保健法の改正で，精神障害者も身体障害者と同じように入院せず社会サービスを利用することが可能になった。1962年には精神科病床を，万対33から1975年に万対18に縮小することを想定した**病院計画**（The Hospital Plan）が議会に提出されている。

　1971年には，今後15年以内に単科精神科病院は閉鎖され，120ベッド程度の地域総合病院精神科に委ねられるであろうとする政府責任者の見通しも示された。この流れを後押しした研究に長期の病院生活によって生じる二次障害，つまり「**施設症**」（institutionalism）を概念化した**ウィング**（Wing, J. K.）と**ブラウン**（Brown, G.

W.）の，いわゆる1960～1968年の「3病院の調査研究」がある。これは慢性入院患者の示す，無感動，無気力，自発性欠如などは，疾病の結果ではなく，閉鎖的な空間に放置され，人間的接触を奪われた結果であるというものであった。

　アメリカでは，1955年に352カ所の州立精神科病院に56万人もの入院患者がいることが報告されている。

　1963年にアメリカ大統領の「**精神疾患及び知的障害に関する大統領特別教書**」（**ケネディ教書**）が発表され，大規模な精神科病院を解体し，総合地域精神衛生センターを整備する「**脱施設化**」（deinstitutionalization）が推進されることになる。このような「病院から地域へ」という流れは，地域ケア体制が整っていない段階では，入退院を繰り返す「回転ドア現象」を生じさせたり，ホームレスや刑務所に収容される精神障害者が増加したりするという批判もあった。

　1977年には，地域支援の中核を担う地域精神衛生センターの機能をさらに推進するために，1946年に設立された**国立精神衛生研究所**（National Institute of Mental Health；**NIMH**）により，統合・継続的な支援体系である地域支援システム（community support system）が整備された。また，地域支援システムの中核を担うケアマネジメントは，1986年の**精神保健計画法**（Mental Health Planning Act）によりメディケイド（低所得者向けの医療給付制度）の対象として位置づけられた。1980年代以降，とくに障害当事者の参加が強調され，リカバリーを促進するための当事者活動もまた，活発化している。

　こうしてイギリスでもアメリカでも，次第に精神障害者の地域生活がクローズアップされ，精神障害リハビリテーションの主要な舞台が地域リハビリテーションへと移行することになった。

　イタリアでは，1960年代になると2,000床を超える大規模な精神科病院が乱立していた精神科病院の改革が行われている。1961年に**バザーリア**（Basaglia, F.）がゴリーツィアの県立精神科病院長として赴任し，以来北イタリアを中心に脱施設化を目指した改革が始まった。1977年には，トリエステ精神病院の閉鎖を決定している。1978年には「**法律第180号**」または「**バザーリア法**」として知られる精神医療改革に関する法（「任意及び強制入院と治療」に関する法180号）が公布された。

　WHOは，2001年5月にICIDHの改訂版としてICFを採択している。

　このような欧米諸国の「病院から地域へ」という流れから，日本は，大きく取り残されていくことになる。この時期の日本は，先駆的な取り組みも，医療と保護の手続きが中心の「**精神衛生法**」がむしろ阻害する役割を果たし，地域への展開を促進する施策を生み出すことはできなかった。

　1965年には，「精神衛生法」が一部改正されたが，前年に起きた**ライシャワー駐日アメリカ大使刺傷事件**のあおりで，保健所－精神衛生センターによる地域精神衛生体制と通院費公費負担制度などが制度化されたものの，病院改革やリハビリテーション

施策は中途半端な改正に終わった。欧米諸国とは逆に，その後も精神科病床は増加を続け，一部改正から1987（昭和62）年の「精神保健法」成立に至る22年間に，精神科病床は17万床から34万5,000床へと倍増している。

1968（昭和43）年にWHOの派遣で来日した**クラーク**（Clark, D. H.）も，日本の精神病床は人口比からみてあまりにも多すぎると指摘し，欧米諸国の経験を「厚生省は精神病院の職員に，有効な知識を与え，入院患者の着実な増加を防ぐため，積極的な治療とリハビリテーションをするように推進すべきである」と日本政府に勧告した（**クラーク勧告**）。

1970年代に入ると，デイケアなどのリハビリテーションを中心とした医療技術の進歩とともに，1971（昭和46）年の川崎市社会復帰医療センター，1972（昭和47）年の世田谷リハビリテーションセンターなど，社会復帰施設が整備され始め，1970（昭和45）年の「やどかりの里」をはじめとする共同住居などの民間活動が全国各地で始まっている。リハビリテーション専門施設では，設立当初から精神科ソーシャルワーカー（PSW）や作業療法士など，多職種によるチームアプローチが試みられていた。このような実践を通して，精神障害者に対する社会リハビリテーションや福祉的な対応が急務となってきたのである。しかし，1970年に成立した「**心身障害者対策基本法**」では，精神障害者は障害者として位置づけられず，精神障害者の福祉施策は，この法律の対象外であった。1974（昭和49）年には作業療法，デイケアの診療報酬が点数化されている。

**蜂矢英彦**は，1981（昭和56）年に，ICIDHを基にした上田の提案を援用して，精神障害者が「疾病と障害共存」しており，治療とリハビリテーションを並行して行わなければならないこと，リハビリテーションは障害のレベルに応じて医学的段階にとどまらず，職業的・社会的リハビリテーションへ進めなければならないことを提起している。その後，2001年に採択されたICFを活用して精神障害者のリハビリテーションにかかわる専門職の共通言語にしようとする試みが行われている（**図1-3**）。

1982（昭和57）年には，「**通院患者リハビリテーション事業**」という形で職業リハビリテーションとしての**職親制度**も始まった。蜂矢は，1981年の論文以降，「疾患と障害の共存」というワードに集約していく。その際に「障害」を上田に倣って「生活上の困難・不自由・不利益」と位置づけた。そしてこの障害を精神科リハビリテーションの対象とするとともに，精神障害者に対する職業・所得・住居等の保障を獲得することを目指したのである[5]。

1984（昭和59）年の**宇都宮病院事件**を契機に，日本の精神保健行政は内外の批判を浴びることとなり，1987年に「精神衛生法」から「**精神保健法**」への改正が行われた。ようやく精神障害者は「疾病と障害が共存」しているという，障害概念が施策に反映することになる。「精神保健法」は，長期在院患者を中心とする精神障害者の社会復帰・社会参加の促進を謳い，精神障害者への理解と社会復帰への努力に対する協

**図1-3 ◆ 精神障害者（統合失調症）の悪循環の例**

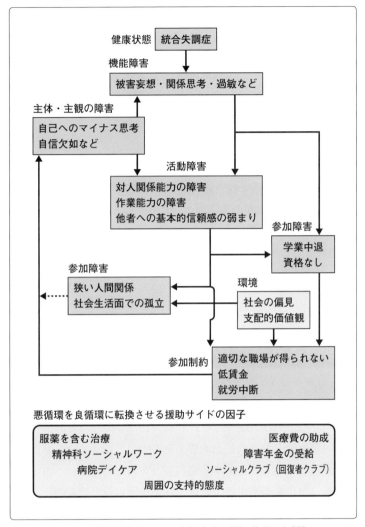

資料　佐藤久雄，小澤　温：障害者福祉の世界. 第4版，有斐閣，2010，p.30.

　力を国民に義務づけており，精神障害者が医療とともに社会復帰訓練（リハビリテーション）が必要だとする画期的な改正であった。さらに，1993年の「**障害者基本法**」の成立によって，精神障害者が知的障害者や身体障害者とともに福祉施策の対象となった。これを受けて，1995（平成7）年に「**精神保健及び精神障害者福祉に関する法律**」いわゆる「**精神保健福祉法**」が成立している。

　医療と保護の対象であった精神障害が社会福祉の対象へと広がって，ようやく精神障害者のサービス・メニューが出そろったのである。しかし，依然として精神科病院における社会的入院は解消されていない。また，全国的にみて，先進部分と後発部分がみられる。このような欧米諸国とのタイムラグは，政府が財政的裏づけをして，積

極的に「病院から地域へ」という方向づけをしてこなかったこと，すなわち，精神科病院の隔離収容主義の改革とリハビリテーション施策や地域生活支援の基盤整備が遅れたことが大きい。

　2004（平成16）年9月に出された「**精神保健福祉施策の改革ビジョン**」により，入院医療中心から地域生活中心への転換が明記され，70,000人ともいわれる社会的入院者の退院促進を行うことが盛り込まれた。同年に厚生労働省障害保健福祉部が「**今後の障害福祉施策について（改革のグランドデザイン案）**」を発表し，市町村を中心とした障害保健福祉サービスの一元化，自立支援型のシステムへの転換，サービスの再編という方向性を打ち出した。2006（平成18）年4月には**障害者自立支援法**［現・障害者の日常生活及び社会生活を総合的に支援するための法律（障害者総合支援法）］が施行され，精神障害者もほかの障害者と同じサービス体系に位置づけられたのである。精神科医療において取り組まれているリハビリテーションと福祉サービス事業者によって提供されているサービスを障害当事者が選択しながら，組み立てる地域生活を，医療，福祉等の関係機関が連携しながら，支援する仕組みが整えられつつあるといえよう。

## C・精神障害リハビリテーションの定義

　精神科リハビリテーションおよび精神障害リハビリテーションの代表的定義を年代順にあげておきたい[5]。

1. イギリスの**ベネット**（Bennett, D. H.）は，1978年に「身体的，精神的に障害された人が，可能な限り普通の社会的枠組みの中で，残っている能力を最適な段階で最大限に使用できるよう援助する過程」と定義している。この定義では，ノーマライゼーションの影響を受けて普通の社会的枠組みと社会的役割機能が重視されている。

2. イギリスの**ウィング**と**モリス**（Morris, D. B.）は，1981年に「私たちは精神障害に伴う重度の社会的障害は，機能障害（症状），社会的不利，そして好ましくない個人的反応が主となる，多様な原因の相互作用によるものである可能性について考えてきた」とし，「リハビリテーションは，これらの原因を明らかにし，予防し，最小にすると同時に，個人が自らの才能を伸ばし，それを利用して，社会的役割の成功を通して自信と自尊心を獲得するのを助ける過程である」と提起して「障害の性質に関する徹底した判定（assessment）は，おのおのの患者にとってのリハビリテーションの目標を定め，その目標に到達するための行動計画を作成するための基礎となるものである。したがってリハビリテーションは，個々の患者に対する長期にわたる関わりを必要とする」と述べている。この定義では精神科リハビリテーションの対象をその人個人に焦点づける従来の考え方から一歩踏

み出し，社会的原因の解明とその予防や解消までも守備範囲としている。

3. アメリカの**アンソニー**らは，1983年に「精神科リハビリテーションの使命は，長期精神障害を抱える人々の機能回復を助け，専門家による最小限の介入で，彼ら自身が選択する環境において落ち着き，満足するようにすることである」として，本人の技能開発と環境の改善・支援を2大介入として重視している[6]。

このような定義に対して，**ワッツ**（Watts, F. N.）と**ベネット**は，1991年に，「リハビリテーションの成功の基準は，個人が可能なかぎり最高の適応を達成することであり，それは著しい生活能力の改善によるものであっても，そうでなくてもよい」とし，伝統的な「生活能力の改善」というリハビリテーション目標に新しい「社会環境」の改善目標も導入している。

4. **田中英樹**は，2000（平成12）年に，これらの代表的な定義を受けて「精神障害リハビリテーションとは，精神障害を対象に，精神障害のある人の参加を得て，その人と状況の最大限の再建をめざして有期限で展開される，一連の訓練と支援を中核とした技術的かつ社会組織的な方策をいう」として，精神障害（mentally disablement）と精神障害のある人（a person with mentally disabled）を区別することによって障害者福祉とリハビリテーションの混同を避け，かつ，互いに補完し合う関係として包括的に定義をしている[6]。

## D ● 精神障害リハビリテーションの分野

精神障害リハビリテーションにおいても医学的・職業的・社会的・教育的リハビリテーションの4分野を統合したリハビリテーションが求められている。

### 1 医学的リハビリテーション

医学的リハビリテーションは，精神科医療機関を中心に展開されているが，精神科デイケア，精神科ナイトケア，集団精神療法，芸術療法，レクリエーション療法，認知行動療法，社会生活技能訓練（social skills training；SST）など，さまざまな方法が用いられ，職業リハビリテーションや社会リハビリテーションと有機的に結びつき，補完し合うことが求められている。

### 2 職業的リハビリテーション

精神障害者の就労や，職場の受け入れなど，職業生活が可能になるための支援である。**公共職業安定所（ハローワーク）**における相談，**障害者職業センター**では，職業評価，職業準備訓練，職場適応訓練（**ジョブコーチ**），精神障害者総合雇用支援，障害者総合支援法に基づく**就労移行支援**（A型・B型），**就労定着支援**，**障害者就業・生活支援センター**による支援，**援助付き雇用**（individual placement and support；

IPS）などがある。

## 3 社会的リハビリテーション

　精神障害者の社会的リハビリテーションには，障害福祉サービス，所得保障，社会活動（文化，スポーツ，レクリエーション）など，精神障害者の社会生活を支援するための環境改善や環境整備などの取り組みがある。

## 4 教育的リハビリテーション

　精神障害に対する教育の提供としては，SST や**高 EE**（expressed emotion，感情表出）家族を対象とした家族教室など，心理教育（psycho-education）という分野 は 大幅 に 対象 を 広げ，**心的外傷後ストレス障害**（post traumatic stress disorder；**PTSD**）の治療などの分野にも進出している。そういったものも広い意味でこれに含まれる。新しい動きとしては，精神障害者と一般民とが一緒に，社会生活に必要な知識やスキルを学ぶ，**リカバリーカレッジ**（recovery college）がある。

## E ● 精神障害リハビリテーションの基本原則

　リハビリテーションの理念を表すものであると同時に，リハビリテーションの目的にかなうものとするためには，何らかの共通した指針が必要になる。この指針が精神障害リハビリテーションの基本原則と呼ばれている。

## 1 アンソニーなどにみる精神科リハビリテーションの基本原則

　アメリカ・ボストン大学の**アンソニー**らは，9項目の精神科リハビリテーション（phychiatric rehabilitation）の基本原則を提唱している[7]。

---

■**アンソニーの精神科リハビリテーションの基本原則**
①精神科リハビリテーションの最大の焦点は，精神障害を抱えた人の能力を改善することである。
②当事者からみた場合，精神科リハビリテーションのメリットは，必要とする環境における自らの行動が改善されることである。
③精神科リハビリテーションは，さまざまなテクニックを駆使するという意味で臨機応変である。
④精神科リハビリテーションの焦点は，精神障害を抱えた人の職業上の予後を改善することである。
⑤希望は，精神科リハビリテーションの構成要素として不可欠である。
⑥熟慮したうえで当事者の依存度を増やすことが，究極的には自立につながる

---

ことがある。

⑦当事者のリハビリテーションには，本人を参加させることが望ましい。

⑧当事者の技能開発と環境的支援開発が，精神科リハビリテーションの二大介入である。

⑨長期の薬物療法はリハビリテーション介入の要素として必要条件となることが多いが，リハビリテーションは薬物療法だけでは完結しないということもあり，十分条件であることはまれである。

## 2 スレッシュホールズ・プログラムにおける15の原則

アメリカ・シカゴに拠点を置く，精神障害リハビリテーション機関である**スレッシュホールズ**は，15項目の基本原則に基づくプログラムを展開している[8]。

■スレッシュホールズ・プログラムにおける15の原則

①包括的であること（サービスを多くの機関に分割・分散せず，可能な限り包括的に提供する）

②希望を感じること（スタッフが希望を感じ変化が可能であるという確信をもつ）

③自尊心を感じること（達成感を通じて自尊心を醸成する）

④所属感をもつこと（所属感をもつことにより，"受け入れられている"感覚や"参加している"感覚をつくりあげていく）

⑤責任あるコントロール感覚（適切な服薬などの責任あるコントロール感覚の内面化をめざす）

⑥行動面を重視（肯定的な行動変容を手助けする）

⑦経験を重視（経験を通して学ぶために，幅広くバラエティーに富む学習機会を提供する）

⑧実用主義（生活のなかで実際に困っていることについて，じかにメンバーを手助けする）

⑨退行（精神障害エピソードへの退行をくい止める）

⑩成功体験（小さな成功体験の積み重ねにより自信を増大させる）

⑪適切な環境（レベルの異なる人たちに合わせ，プログラムを組み合わせる）

⑫メンバーの選択（メンバー自身の選択を重視し尊重する）

⑬親と親族（家族を可能な限りリハビリテーションプロセスに巻き込み，その力を利用する）

⑭上下関係の緩和と形式張らないこと（リハビリテーション機関における上下関係の構造を極力緩和し，メンバーとの関係においても形式張らない感覚を

> 保持する）
> ⑮依存（有害な依存をより健全な依存に転換していく）

　両者をはじめ，精神障害リハビリテーションの基本原則として提唱されているものには共通項目が多くみられる。

　ここでは，精神障害リハビリテーションの基本原則を，**中川正俊**のまとめを基に要約する[9]。

## 1 包括的なアプローチを行う

　精神障害は，軽重の差はあれ，生活のあらゆる側面に影響を及ぼす。リハビリテーションも，人間生活のあらゆる側面に対応する支援を多面的に，偏りなく包括的に行う必要がある。

## 2 障害者本人の自己決定を尊重する

　障害者自身の人生を決定するのは障害者本人でなければならない。その決定がたとえ支援を得たものであっても，障害者自らが決定することで初めてリハビリテーションの動機が形成され，自主的かつ能動的な取り組みが可能となる。

## 3 全過程を通して障害者本人の参加を保障する

　リハビリテーションとは，障害当事者の自己実現を目指して行われる障害者と支援者による協働作業のことにほかならない。リハビリテーションの全過程を通し，障害者本人の参加を最大限保障していく必要がある。

## 4 環境に適応する行動変容を促す

　障害者本人の生活技能を改善することは，精神科リハビリテーションの支援にとって重要な目標である。症状や精神病理に焦点化するのではなく，変化や成長を信じて健康的な潜在能力に働きかける姿勢が重視される。さらに画一的で思慮に欠ける保護や代行を戒めるとともに，あらゆる機会を通じて障害者の成長に資する支援を行う必要がある。

## 5 成功体験により心理的障害の軽減を図る

　精神障害においては，障害がもたらす心理面への影響に加えて，周囲の無理解や偏見などの環境要因により，劣等感や生きがいの喪失，自尊感情の低下など心理的な障害が形成していることが多い。

　これらの克服には，社会環境への働きかけとともに，小さな成功体験を積み重ねることが重要である。

### 6 障害者本人の個別性に配慮する

障害者の障害特性や心理特性，生活環境，生活目標は個人個人で異なるため，リハビリテーションの介入は，個別性に配慮した方法で行わなければならない。個別性を無視した画一的な支援計画は，効果に乏しいばかりか，障害者本人のニーズに合わないため，苦痛の強要になりかねない。

### 7 再発予防の視点をもつ

再発はリハビリテーションの遂行を不可能にし，障害者本人の社会参加や自己実現を阻害する要因となる。再発は，残存する生物学的脆弱性に，社会・環境ストレスが加わり，その人のもつ対処能力をしのぐ状況において生じる。生物学的脆弱性に対応する維持的な薬物療法に加えて，生活上のさまざまな出来事に対する対処技能の習得や環境調整，適応支援による生活ストレスの軽減が重要となる。

リハビリテーションの進展に伴う新たな生活場面への参加や生活形態の変化は，再発につながりかねないストレスを生む可能性を秘めている。疾病への影響を十分に検討し再発予防に努める必要がある。

### 8 技法を柔軟に取り入れる

リハビリテーションの介入は，科学的根拠と理念に基づく実践であり，支援者個人の考えや好みに基づくべきではない。支援者には，障害当事者の現実問題を解決し自己実現を達成するという本来の目的に沿い，好悪の念に左右されることなく，有効と思われる援助技法を柔軟かつ臨機応変に取り入れる姿勢が求められる。

### 9 変化や「リカバリー」への希望をもつ

変化や「リカバリー」への希望をもち続けることは，リハビリテーションの実践にとって必要不可欠な要素である。変化や「リカバリー」への希望が失われると，支援者はリハビリテーション実践上の困難に圧倒され，その結果として失敗が導かれることになる。否定的な感情は，支援者間に蔓延するばかりでなく，障害者本人にも伝染し，変化への希望や変革のエネルギーはたちどころに失われる。

### 10 健全な依存を促進する

依存と自立は二律背反の対立概念ではなく，対象に適度に依存しながらも生活上の適応を果たすことを自立と定義することもできる。このことは精神障害のある人にとっても同様である。過度の依存は，自立や「リカバリー」にとって有害であるが，生活維持のために必要な依存は，適応的で自立度を高めるものである。

支援者は，障害者本人との信頼感に基づく健全な依存関係の形成に努めるとともに，生活能力の評価に基づく適量の支援を行う必要がある。

# Ⅲ 精神障害リハビリテーションと精神保健福祉士の関係

　精神障害リハビリテーションにおける精神保健福祉士の役割は，配属されている実践の場によって具体的業務が異なるため，自らの専門性や職業的アイデンティティが問われることが多い。

　精神保健福祉士がよって立つ社会福祉（障害者福祉）と，リハビリテーションの違いを明らかにして，精神保健福祉士が精神保健福祉領域におけるソーシャルワーカーであることを確認するとともに，その専門性と役割を明らかにする。

## A ● リハビリテーションと社会福祉（障害者福祉）

　日本の障害者施策は，「**ノーマライゼーション**」と「**リハビリテーション**」の理念の下に，1992（平成4）年に策定された「**障害者対策に関する新長期計画**」に沿って取り組まれ，2002（平成14）年の「**障害者基本計画**」においても，これらの理念は継承されている。しかし，リハビリテーションと社会福祉（障害者福祉）は，異なった概念であり，両者を区別し，そのうえで双方に密接なつながりを考えなければ，施策としても，具体的実践においても混乱してしまうおそれがある。

　**田中英樹**は，「精神障害リハビリテーションは包括的な概念であり，治療と生活支援の双方に密接なつながりを持つが，厳密な概念規定には，リハビリテーションと治療および社会福祉（障害者福祉）との違いという確認作業が必要である」として，三者の対象規定で区分し，「治療は『疾患』，リハビリテーションは『障害』に，社会福祉は『生活ニーズ』に対応した方策である」としている。そして，精神障害リハビリテーションの目的は，精神障害者が地域社会で最適の自立レベルでの適応を促進することにあり，障害者が社会生活を送るうえでの基本的生活ニーズを充足するための社会的方策としての障害者福祉は，その外延に接合し，治療と同様にお互いが支え合っていると整理した[6]。

　すなわち，障害者福祉の対象は，障害者が社会生活を営むうえで生じる生活上の困難（**生活ニーズ**）である。

　精神障害の場合は，「疾病と障害の併存」をしており，生活上の困難を支援することによって，機能障害や活動制限が改善し，治療やリハビリテーションによって機能障害や活動制限が軽減すると生活上の困難が緩和される場合があることから，お互いが連携して精神障害者の地域での生活を促進していくことになる。

## B ● 精神障害リハビリテーションにおける精神保健福祉士の役割

　精神保健福祉士は，精神科ソーシャルワーカーとして，国家資格化される以前から外勤作業療法，職親小規模作業所，共同住居のみならず，精神科デイケアなど精神障害リハビリテーション分野においてもチームの一員として先駆的な役割を果たしてきた。むしろ，精神障害リハビリテーションを促進する役割を担うために国家資格化されたともいえる。

　精神保健福祉士は，「精神障害者の社会復帰のため」と，その対象を規定し，社会福祉学を基盤としたソーシャルワーカーの国家資格として位置づけられている。

　そのうえで，精神障害者の「疾病と障害の併存」という特性に対応するため，「保健及び福祉に関する専門的知識及び技術をもって」（精神保健福祉士法第2条），保健医療と福祉の両面にまたがる資格として位置づけられた。

　精神保健福祉士の基本的な役割は，大きく精神障害者に直接かかわる相談援助・訓練と，精神障害者の社会復帰を促進するための多職種・他機関との連携との2つに分けられる。

### 1 相談援助・訓練

　相談援助・訓練については，**精神保健福祉士法**において「精神障害者の（中略）社会復帰に関する相談に応じ，助言，指導，日常生活への適応のために必要な訓練その他の援助を行うこと（中略）を業とする者をいう」（同法第2条）と規定し，社会福祉士にはない「日常生活への適応のために必要な訓練」を業務としてつけ加えている。

　他のチームメンバーと重なり合う部分があるのは当然であるが，**デイビス**（Davies, N）は，精神科リハビリテーションにおけるソーシャルワーカーの役割について「ソーシャル・ワーカーは，『患者の利益』を守り，リハビリテーション計画が患者の利益になり，患者の個性が尊重され，そして患者を決定過程に参加できるようにする『患者の友人』という特別の役目を持っている（中略）ソーシャル・ワーカーのもう1つの職務は，しばしば『古い』長期在院患者の主要なハンディキャップとなっている，インスティチューショナリズムに抗して，**再社会化**（resocialization）の過程に従事することである（中略）治療チームにおけるソーシャルワーカーは患者を退院に向けて準備させるうえで重要な任務を持っている。これにはいろいろなタイプの生活環境のアセスメントと選択が含まれる。このことに関しては，ソーシャル・ワーカーは他のチーム・メンバーの専門技能を補うに足る特別な専門技能を持っている」と述べており，これは精神保健福祉士の役割といってもよい[10]。

なお，精神保健福祉士の行う「訓練」については，資格が誕生したときに**日本精神医学ソーシャル・ワーカー協会**（現・**日本精神保健福祉士協会**）がQ&Aの形で，精神保健福祉士は，「日常生活への適応のために必要な訓練」として，作業療法または職業訓練を行うのでしょうか」という質問に回答しているので，引用しておきたい。

　「精神障害者については，入院生活を要さない程度に症状が軽快したとしても，生活能力に障害をもったまま退院する者や，長期入院のため入院管理下の生活に慣れてしまい，病院外での生活に不安を感じるなど，その社会復帰が円滑に進まない者があり，このような者の社会復帰を円滑に進めるためには，日常生活への適応の訓練が必要になります。精神保健福祉士は，このような者に対し，1日の計画を立てさせる，時間を決めて洗面をさせる，清掃，洗濯等の習慣をつけさせる，挨拶の練習をさせる，公共交通機関の利用に慣れさせるなどの生活技能を身につけるための訓練を，その業務として行うものです。精神保健福祉士が行う日常生活の適応のための訓練は，作業訓練等により，精神障害者に対して精神的な影響を与え，精神機能の回復を図るための訓練を行う作業療法，あるいは自立して日常生活を営める程度に精神症状が安定しているが，精神症状のために通常の就労に適応できない精神障害者を対象に行われる職業訓練とは，目的及び内容が異なるものです」[11]と区別している。

　精神保健福祉士の資格化の背景にある，長期間入院している精神障害者の退院を想定した回答となっていることがうかがわれる。

　精神保健福祉士の実践は，精神障害者と，置かれている環境全体のなかで，「生活のしづらさ」と生活問題のかかわりをとらえ，精神障害者自身が主体的に解決・緩和できるように支援することである。

　精神科リハビリテーションの過程においては，精神障害者自身の望む生活の仕方，方向を尊重し，可能なかぎり，地域に目を向け，生活の場のなかで「生活のしづらさ」を具体的に支援すること，「訓練」を協働していくことが重要になるであろう。

## ② 連携

　精神保健福祉士の連携については，精神保健福祉士法第41条において「精神保健福祉士は，その業務を行うに当たっては，その担当する者に対し，保健医療サービス，障害者の日常生活及び社会生活を総合的に支援するための法律第5条第1項に規定する障害福祉サービス，地域相談支援に関するサービスその他のサービスが密接な連携の下で総合的かつ適切に提供されるよう，これらのサービスを提供する者その他の関係者等との連携を保たなければならない」（第1項），「精神保健福祉士は，その業務を行うに当たって精神障害者に主治の医師があるときは，その指導を受けなければならない」（第2項）と規定されている。

　精神保健福祉士には，保健医療と福祉にまたがる専門職ゆえに，精神障害リハビリテーションの過程全体を通して，その重点は異なってくるが，実質的なコーディネー

ターとしての役割が期待されている。

　関係する機関と連絡・調整を行い，利用可能な社会資源を動員・開発すること，さらに医療チームの一員として，チームの潤滑油的な働きをすることなどは，精神保健福祉士としての基本的役割である。

**引用文献**

1) 佐藤久夫：障害者福祉論. 誠信書房，1993，p.28.
2) 奥野英子：社会リハビリテーションの理論と実際. 誠信書房，2007，pp.25-31.
3) 野中　猛：精神障害リハビリテーション. 金剛出版，p.7.
4) Anthony, WA 著，濱田龍之介訳：精神疾患からの回復；1990年代の精神保健サービスシステムを導く視点. 精神障害とリハビリテーション，2（2）：145-154，1998.
5) 蜂矢英彦：精神障害試論；精神科リハビリテーションの現場からの提言. 臨床精神医学，10：1653-1661，1981.
6) 田中英樹：概念. 蜂矢英彦，岡上和雄監，精神障害リハビリテーション学，金剛出版，2000，pp.19-21.
7) W・アンソニー：精神科リハビリテーションの基本原則. W・アンソニー，M・コーエン，M・ファルカス著，高橋　亨，浅井邦彦，高橋真美子訳，精神科リハビリテーション，マイン，1993，pp.74-84.
8) 日本精神保健福祉士協会監，ジュリー・ディンシン編，木村真理子監訳：スレッシュホールズ・プログラム；精神障害リハビリテーションをどう展開するか. へるす出版，2002，p.00.
9) 中川正俊：精神科リハビリテーションの原則. 精神保健福祉士養成セミナー編集委員会編，精神科リハビリテーション学，改訂第3版，精神保健福祉士養成セミナー3，へるす出版，2005，pp.26-33.
10) N. デイビス：ソーシャルワーク. J.K.ウィング，B.モリス編，高木隆郎監訳，精神科リハビリテーション；イギリスの経験. 岩崎学術出版社，1989，pp.79-87.
11) 日本精神医学ソーシャル・ワーカー協会編：わが国の精神保健福祉の展望；精神保健福祉士の誕生をめぐって. へるす出版，1998，p.66.

**参考文献**

1) 伊藤利之，京極高宣，坂本洋一，他編集幹事：リハビリテーション辞典. 中央法規出版，2009.
2) 砂原茂一：リハビリテーション. 岩波書店，1980.
3) 上田　敏：リハビリテーションを考える；障害者の全人間的復権. 青木書店，1983.
4) 佐藤久夫：障害構造論入門；ハンディキャップ克服のために. 青木書店，1992.
5) 日本精神保健福祉士養成校協会編：精神科リハビリテーション学. 新・精神保健福祉士養成講座3，中央法規出版，2009.
6) 蜂矢英彦：精神障害者の社会参加への援助. 金剛出版，1991.
7) 蜂矢英彦，岡上和雄監：精神障害リハビリテーション学. 金剛出版，2000.
8) 佐藤久夫，小澤　温：障害者福祉の世界. 第3版，有斐閣，2006.
9) W・アンソニー，M・コーエン，M・ファルカス著，高橋　亨，浅井邦彦，高橋真美子訳：精神科リハビリテーション. マイン，1993.
10) 日本精神保健福祉士協会監，J・ディンシン編，木村真理子監訳：スレッシュホールズ・プログラム；精神障害リハビリテーションをどう展開するか. へるす出版，2002.
11) J・K・ウィング，B・モリス編，高木隆郎監訳：精神科リハビリテーション；イギリスの経験. 岩崎学術出版社，1989.
12) F・N・ワッツ，D・H・ベネット編，福島　裕監訳：精神科リハビリテーションの実際；①臨床編. 岩崎学術出版社，1991.
13) F・N・ワッツ，D・H・ベネット編，福島　裕監訳：精神科リハビリテーションの実際；②地域の実践編. 岩崎学術出版社，1991.

第 **2** 章

# 精神障害リハビリテーションの構成および展開

この章で学ぶこと

- (Ⅰ) 精神障害リハビリテーションの対象
- (Ⅱ) チームアプローチ
- (Ⅲ) 精神障害リハビリテーションのプロセス
- (Ⅳ) 精神障害リハビリテーションにおける精神保健福祉士 の役割

# I 精神障害リハビリテーションの対象

## A • 精神障害リハビリテーション対象の共有化

　**精神障害リハビリテーション**（以下，リハビリテーション）を考えるとき，現在では精神科医や看護師等の医療職であっても，その対象が退院を控えた入院患者あるいは通院中のデイケアメンバーなどの患者のみであるとはとらえていない。かつて閉鎖的な医療環境の中で生活指導や作業療法を提供し，社会復帰を目指していた時代には，まだ障害を社会生活的な場で論じることは少なかった。リハビリテーションや障害を論じることは治療的敗北ではなくて，むしろそれらを視野に入れないことこそが，かえって治療を阻害するという見方[1]が現在では当然の共通認識である。1980年代に入ってから当事者や専門家などによる国際的な運動が成果を上げ，わが国でもリハビリテーションに携わる精神科医や**精神科ソーシャルワーカー**（以下，**PSW**）などが実践のなかで次々と精神障害の概念を形作っていった。このような動向のなかで，障害者の自立や社会参加が目標として掲げられ，世界保健機関（WHO）は障害の定義を明示し，**ICD**（International Statistical Classification of Diseases and Related Health Problems, **国際疾病分類**）から独立した**ICIDH**（International Classification of Impairments, Disabilities and Handicaps, **国際障害分類**）が発表され，障害を社会的な側面からも考えていこうとする動きが活発になった。さらに障害の定義も改変され，ICIDH が **ICF**（International Classification of Functioning, Disability and Health, **国際生活機能分類**）に改定されるなどの影響を受けながら，障害者リハビリテーションのみならずノーマライゼーション理念なども福祉や教育にとどまらず医療の領域にも浸透することになっていった。

　最近の臨床精神医学の論調[2][3]をみても，従来の疾病分類により慢性進行性疾患と考えられてきた統合失調症が，障害論を背景にしたリハビリテーションにより，患者の生活全般に改善がみられたことを認めている。これにクロザピンに代表される第二世代の抗精神病薬の導入も奏効して，多様な治療目標の設定が可能になったことなどをあげている。それとともに入院治療だけでは十分な機能回復は達成できないこと，画一的な回復イメージにこだわらず，患者本人の希望に即した回復（リカバリー）目標を実現するのがリハビリテーションであること，リハビリテーションプログラムが地域・コミュニティの中で利用されることの意義などは，チーム共有の価値となってきている。

　このような流れのなかで，必要とされる生活支援や相談支援，リハビリテーションとして並べられるのが，適切な住居の確保，就労支援と継続支援，仲間の存在，日常

生活の円滑化，経済的安定，いつでもどこでも利用可能な包括的ケア・リハビリテーションのシステム訪問サービス，ピアサポートなどであろう。

障害概念が精神障害者にも適用されたからこそ，社会福祉システムでいうところの「社会モデル・生活モデル・福祉モデル」に展開可能になった。さらに障害モデルのこの3つを精神医療の中で以前から導入されていた心理社会的療法（認知行動療法，集団精神療法，作業療法，当事者活動など）と組み合わせたことで技法的にも洗練され，普及しつつある。

残存能力やストレングスを明確化し，職業的リハビリテーション，社会生活技能訓練（social skills traning；SST），ライフスタイルの調整などを通じて機能を最大に高め，社会参加を促すことが目標となる。今やリハビリテーションの前提となっているリカバリーモデルの基本的セオリーは「『障害を乗り越え，地域での役割や結びつきによる自分自身の再定義』であり本人主導の変化のプロセスが重要で，患者の可能性を信じ，その夢や希望を取り戻させることを可能にすることを目標とする」とされている[3]。精神保健医療福祉が目指すリハビリテーションの価値と方向性が，当事者も含め関係職種共通の目標となっているといえよう。

## Ｂ　精神障害リハビリテーションの対象となる精神障害者の定義（法規定の変遷）

### 1 精神保健福祉法・障害者基本法で規定される精神障害者の定義の変遷

精神障害者には二重の定義がある。1つは**精神保健及び精神障害者福祉に関する法律（精神保健福祉法）**による定義で，「精神疾患を有する者」とされ，もう1つは**障害者基本法**による定義で，「障害者福祉の対象で，生活を送るうえでの個人の障害と社会的障害」を指すものである。精神保健福祉士は医療機関や地域事業所，保健行政機関などさまざまな場でこの対象となる当事者の支援にあたるが，当事者に必要となる支援はその病状や回復状況によって，入院治療が優先される場合もあれば，障害福祉サービス利用や就労・雇用支援などが主要なかかわりになる場合もある。したがってこの2つの定義をわれわれは常に意識しておく必要がある。

精神保健福祉法の規定（医学モデル）と障害者基本法（生活・社会モデル）による対象規定が並立するようになったのは1993（平成5）年に心身障害者対策基本法を改正して**障害者基本法**が制定されてからで，それまでは精神病者と表現されていたようにほぼ医学モデルでの対象規定が中心であった。精神医療の中で生活指導や作業療法，また社会復帰という文言こそみられたが，再発を繰り返す慢性疾患の患者とみられ，地域での生活を念頭に置いたリハビリテーション概念は十分に導入されていな

かった。精神病患者は完治せず，医療施設で過ごすしかないという治療的ペシミズムという諦念が漂っていたほどである。

　近年でこそ国際的な動向に合わせて障害者を取り巻く人権保障や社会参加等の理念は国内法でも明記されているが，いまだ法制度や施策の整備は不十分である。これまで積み重ねられてきたさまざまな運動や理念の向上を背景にした障害者観，リハビリテーション理念の変遷を振り返り，医学対象単独から福祉やリハビリテーションの支援対象となってきた意味を再確認することはわれわれの専門性の再確認のためにも意義のあることではないだろうか。

## 1 明治から戦前までの法律・施策の対象

　精神病が身体疾患としてすら認知されておらず，医療施設も皆無に近い状況であった明治期に創設された1900（明治33）年の**精神病者監護法**では，精神病者すべてが法の対象ではなく，治安対象となる者のみが監置の対象とされた[*1]。続く1919（大正8）年の**精神病院法**は，欧州で精神医学を学んできた**呉秀三**らの尽力で道府県に精神病院を設置し，国の責務として精神病の治療を進めていくことを目的とした法律であったが，精神病者監護法の対象者はそのままに，罪を犯し地方長官がとくに危険と判断したもの，療養の途なきもの等が規定されている[*2]。しかし国内情勢のために施策は進まず，戦後の精神衛生法まで，精神病者監護法と精神病院法が並存していた。精神病院の建設は少なく精神科医師も少数であった[5]。

## 2 精神衛生法における法・施策対象

　戦後の精神障害者対策は伝染病等，公衆衛生施策を基盤にしており，精神病院は社会防衛的施設としての性格を有していた。1950（昭和25）年制定の**精神衛生法**における精神障害者の定義は「精神病者（中毒性精神病者を含む。），精神薄弱者及び精神病質者」というもので，狭義の精神疾患以外に戦後急増したヒロポン中毒者，精神薄弱者（知的障害），精神病質者などを含んでおり，彼らを収容する施設が民間病院を中心に建設されていった。また医療と保護と銘うちながら，実際の法律の構成は措置入院・同意入院という強制入院の手続きに特化しており，外来通院等の条項は見当たらない。

　精神病治療薬が導入され，国際的にも精神疾患の治療や脱施設化の動きが高まって

---

*1 民法でいう準禁治産者の者のうち公衆に危害を及ぼす，自殺を諮る（ママ），風俗上に害があるなど身体の自由を拘束する監置の必要のある者であり，普通の精神病者を監置することはないと明治政府は説明していることから精神病者の治療というより治安のため，隔離するための法律から始まっているといえる[4]。
*2 広田によると犯罪性の強い精神障害者は国立の施設を設置しこれを収容するとの考えが述べられ，精神病者の多数はむしろ危険性を帯びないのであり，衆議院委員会では精神病に関する立法は保護と治療を目的として制定されるべきものという提案説明がされている[4]。

きた時期である1965（昭和40）年，精神衛生法は改正され＊1 **保健所**が精神保健の第一線機関となり**精神衛生相談員**が設置された。また**精神衛生センター**，**通院公費負担制度**などが創設され，ここでやっと通院治療を受けながら地域で過ごす精神障害者が法律での対象となった。しかしながらそれは，地域精神保健というより通院患者の把握という管理的なねらいもあった。

この時期，精神科特例や医療金融公庫の低利子施策に基づいて建設された日本の精神科病院が，隔離収容という役割を要請された。そもそも精神病者のイメージは，座敷牢や粗末な小屋などに収容されていた患者の様子から出発しており，人里離れ，鉄格子や塀などで囲われた精神病院の様子は，その中で収容され，姿すら見えない精神病患者のマイナスイメージをよりいっそう強化するものとなった。家庭も含め地域社会に受け入れられないまま長期入院を余儀なくされ，地域に開放されないままの精神医療の状況は精神病院不祥事件の温床ともなった。

### ③ 精神保健法の下の社会復帰と人権，精神保健福祉法への移行

1984（昭和59）年に報徳会宇都宮病院の不祥事が報道され，国際的な調査がされて詳細な報告が公表されたことを契機として，1987（昭和62）年に精神衛生法は**精神保健法**へと大幅に改正される。この法律では入院中の患者の人権擁護規定と社会復帰という文言が新たに加えられたが，社会復帰のための適応訓練という，障害者側にとっては機能訓練や社会技能を求める狭義のリハビリテーションのイメージが強く，通院治療であるデイケアでの集団活動と小規模施設等での作業訓練をその中心に据えた。

当時はまだ精神障害者は福祉施策の対象とはされていなかったため，あくまでも医療機関，保健所，家族会等々の地道な努力によって地域活動がなされていた[6]。精神障害者が当たり前の生活をする存在として認知されるのは，1993年の障害者基本法がその障害者の定義の中に精神障害者を含めたことに始まる。それに伴い精神保健法は精神保健福祉法へと改正され，ようやく精神病者は精神障害者としても規定されて福祉施策の対象となるのである。

## 2 障害福祉関連法での精神障害者の定義 ～障害者基本法を中心に～

1980年代の国際的な障害者運動，リハビリテーション理念の隆盛のなかで，日本の障害者対策もまた変革を迫られていった。**心身障害者対策基本法**［1970（昭和45）年］の障害者の定義は，さまざまな機能障害，精神的欠陥のために長期にわたり日常生活や社会生活に相当の制限を受ける者，というものであった。この定義と施策が見

---

＊1 精神衛生法改正までは，2カ月間までの保護義務者による施設外での保護拘束条項（第34条〜第47条）があり，施設外収容禁止となるまで，私宅監置は制限つきながら存在していた。

直されたのが1993年の**障害者基本法**である。精神障害者がこの法律の対象となり，法律間の整合性を図るために精神保健法は精神保健福祉法と名称および内容変更をすることとなった。何度かの改正を経て，現在の障害者基本法では，「障害者」とは，「身体障害，知的障害，精神障害（発達障害を含む。）その他の心身の機能の障害（以下「障害」と総称する。）がある者であつて，障害及び社会的障壁により継続的に日常生活又は社会生活に相当な制限を受ける状態にあるものをいう」（第2条第1項）とし，続く第2項では「社会的障壁」として「障害がある者にとつて日常生活又は社会生活を営む上で障壁となるような社会における事物，制度，慣行，観念，その他一切のもの」と示している。これは，生活や社会に目を向けた福祉の対象としての定義ということができよう。

障害者基本法の中で医療とリハビリテーション双方に関する項目としては第14条があげられる。国や地方公共団体は障害者が生活機能を回復し，取得し，または維持されるために必要な医療の給付およびリハビリテーションの研究，開発および普及を促進すること，その医療や介護，リハビリテーションは障害者の身近な場所で利用可能なこと，またその人権を十分に尊重しなければならないとある。

このように精神障害者の場合，対象が長時間医学モデル内の規定であり続けたことで，精神障害リハビリテーションは施設内で終始し，医学的リハビリテーションの，また機能の回復という性格がまとわり続けたのである。日本の精神障害者対策の根拠となり続けてきた精神障害者の定義の変遷を**表2-1**に整理した。

**表2-1 ▶ 精神障害者関連の法制度における障害者の定義の変遷**

| 法律名 | 精神障害者の定義 | 動向・施策 |
|---|---|---|
| 精神病者監護法<br>1919（明治33）年 | 定義条項はない。身体の自由を拘束する必要のある者，公衆に危害を及ぼす者等の提案説明のみ* | 監置の対象 |
| 精神病院法<br>1919（大正8）年 | 第2条：精神病者監護法市長村長監護対象者・罪を犯しとくに危険な者・療養の途なき者・地方長官がとくに入院が必要と認めた者 | 保護・治療の為の施設建設（治安＋要治療者が対象） |
| 精神衛生法<br>1950（昭和25）年 | 第3条：精神病者（中毒性精神病を含む）および精神薄弱者・精神病質者 | 社会防衛的精神衛生施策。対象は包括的な疾病概念による。 |
| **心身障害者対策基本法**<br>1970（昭和45）年 | 障害者を固定的で欠陥を有し，長期にわたり日常生活，社会生活に相当な制限を受ける者と規定 | |
| 精神保健法<br>1987（昭和62）年 | 第3条：精神分裂病，中毒性精神病，精神薄弱，精神病質その他の精神疾患を有する者（社会復帰の文言が初めて条文に） | 国際障害者年（1981年）<br>ICIDH の導入 |

| | | |
|---|---|---|
| 障害者基本法 1993（平成5）年 | 第2条：身体障害，知的障害または精神障害であって，心身の機能の障害がある者であって，障害および社会的障壁により継続的に日常生活または社会生活に相当な制限を受ける状態にあるものをいう | 精神障害者を福祉の対象として規定 |
| 精神保健福祉法 1997（平成9）年 | 第5条（以下同条）精神分裂病，中毒性精神病，精神薄弱，精神病質その他の精神疾患を有する者 | 精神障害者概念明確化 ICD-10 |
| 精神保健福祉法 1999（平成11）年 | 精神分裂病，精神作用物質による急性中毒またはその依存症，知的障害，精神病質その他の精神疾患を有する者 | |
| 精神保健福祉法改正2005（平成17）年 | 統合失調症，精神作用物質による急性中毒またはその依存症，知的障害，精神病質その他の精神疾患を有する者 | ADA法（2000年）ICIDH改訂ICF概念を導入（2001年） |
| 障害者自立支援法（現・障害者総合福祉法） | 障害者の定義：精神障害者に発達障害者が含まれた | 「精神保健医療福祉の改革ビジョン」（2004年） |
| 障害者基本法改正2012（平成24）年 | | 障害者権利条約（2006） |
| 精神保健福祉法改正 2013（平成25）年 | ○日本：障害者権利条約批准2014（平成26）年 | 障害者差別解消法 2014（平成26）年 |

＊広田伊蘇夫によると貴族院特別委員会議事録には，精神病者とは公衆に危害を及ぼすもの，自殺企図，風俗上有害な者であり，普通の精神病者すべてを監置する者ではないとの説明が記されているとある[7]。

資料　精神保健福祉研究会監：四訂 精神保健福祉法詳解. 中央法規出版, 2016.

表2-1に示したのは法律の対象であって，実践ではこの定義にとらわれない支援が行われてきたことはいうまでもない[*1]。

なお，**障害者の雇用の促進等に関する法律（障害者雇用促進法）**では職業リハビリテーションの実施に関する法整備として障害者の活躍の場の拡大に関する措置に改正［2019（令和元）年］し，国および地方公共団体の責務として，障害者活躍推進計画作成指針，障害者雇用推進者・障害者職業生活相談員の選任，障害者の雇用状況の的確な把握を示した。表2-1ではリハビリテーションに関連する対象定義を歴史的にまとめた。

### ③ 精神保健福祉士として重複する対象定義をどうとらえるか

**精神保健福祉士法**では，「精神科病院その他の医療施設において精神障害の医療を受け，又は精神障害者の社会復帰の促進を図ることを目的とする施設を利用している

＊1 「障害者総合支援法，自立支援医療，保健福祉の相談指導を必要とする者等，それぞれの制度に応じて対象者はおのずと異なる」とされている[8]。

者の地域相談支援（障害者の日常生活及び社会生活を総合的に支援するための法律（中略））の利用に関する相談その他の社会復帰に関する相談に応じ，助言，指導，日常生活への適応のために必要な訓練その他の援助を行うこと」（第2条）としている。また精神保健福祉法には精神保健福祉士に関連する条文や条項がいくつかある。精神保健福祉センターの業務（第6条第2項第2号），精神医療審査会での精神障害者の保健・福祉に関する学識経験者（第13条），医療保護入院の退院後生活環境相談員（第33条の4）と特定相談支援事業（第33条の5），精神保健福祉相談員（第48条）などである。精神保健福祉士は対象を病者や患者とみなしがちな医学モデルと基本的人権を有している障害者規定の両方をきちんと理解し，とくに人権侵害や生活の画一化，支援の押し付けに陥らないよう留意すべきである。そのためには他の専門職種との共通概念であるICFやICD，時としてDSMなどを知識として理解しておくことも必要となろう。また医療観察法では社会復帰調整官（精神保健福祉士等）が保護観察所に所属し更生保護の最前線に配置されている。ここでは更生保護に関する知識や業務が求められるが，あくまでも対象者の希望に基づいた生活や人生の連続性をつなぐ支援やリハビリテーションへの取り組みを続けていきたいものである。

　このように医療機関や行政で期待される精神保健福祉士の役割であるが，精神保健福祉士は社会福祉学を基盤にしていることから，障害者基本法を背景にした障害者の人権と地域における共生を目標におくべきであろう。対象者個人の尊厳が重んじられ，社会，経済，文化，その他あらゆる分野の活動に参加する機会が保障され，どこで誰とどのように生活するかの選択の機会を確保することが基盤とされる。具体的にはどこでどのような対象にかかわるにしても以下のような視点をもつべきである。①医療・介護等，②年金や生活保障，③教育，④就労支援，⑤防災，⑥雇用の確保，⑦住宅の確保，⑧社会施設利用，⑨情報発受信の公平，⑩日常生活相談，などがあげられる。

　障害者基本法は障害者関連法の中でもっとも上位の概念であり，障害者の日常生活及び社会生活を総合的に支援するための法律（障害者総合支援法）も精神保健福祉法も障害者福祉を念頭に置く場合に基本概念となるべきものである。この基本法の理念の下に障害者総合支援法や障害者雇用促進法が置かれているが，障害者総合支援法では精神保健福祉法，発達障害者支援法における定義を採用している*1。

## C ● 障害者リハビリテーションの理念の再確認

　障害（者）の定義やリハビリテーションのあり方については，社会が定義や障害の

---

*1 障害者総合支援法第4条では精神保健福祉法に規定する精神障害者（知的障害者福祉法にいう知的障害者は除く），発達障害者支援法に規定する発達障害者のうち18歳以上である者とされている。

判定基準をどこに置いているのか，また生活の実態をどうとらえているのかが色濃く反映されるものである。その時代や社会を反映した判断をもとに，法制度が規定してきた障害の内容を再確認し，さらに法制度上の対策や手段はどのようなものであったかを再確認することが障害者リハビリテーションの本質を知るうえでは大切である。言うまでもなく，障害やリハビリテーションは医療や福祉の課題として限定されるのではなく，社会全体が取り組まなければならない課題である。

　国際的に障害者の人権が問われた1980年代から日本における障害者リハビリテーションを体系的にまとめた上田敏は，それまで各領域で試行されていたいくつかのリハビリテーションの理念や実践を総合的にまとめ，「リハビリテーションとは，人間たるにふさわしい権利・資格・尊厳・名誉が何らかの原因（傍点筆者）によって傷つけられた人に対し，その権利・資格・尊厳・名誉などを回復することを意味する」として障害者リハビリテーションの意義を全人間的復権とした[9]。全人間的復権の課題として人権を問いかけ，生活を問いかけ，ノーマライゼーションの本来の意味を問いかけたのである。さらに上田が注目した「体験としての障害」は当事者にとってのやまいの意味，主観的体験を取り入れようとしたことは特筆すべきものである。ここで，定義の中にある〈何らかの原因によって傷つけられた〉に関して考えてみたい。ことに精神障害者にとって彼らを傷つける原因にはどのようなものがあるのだろうか。

　まず第一に精神疾患があげられる。その病状から来る苦痛や苦悩はそれだけで当事者の生活や社会関係にかなりの影響を与える。

　第二に治療の名目として待ち受ける強制性を帯びた入院形態や入院施設，環境の特殊性も傷つける原因となる。近年，治療環境は徐々に改善され入院期間も短縮されているが，依然として独特の精神病棟文化が入院者や家族にとって傷つき体験となっていることは権利擁護の活動報告[10]などに詳しい。

　第三に長期間にわたる通院・服薬である。再発の不安を抱えながら疾病管理をしても完全に発病前の生活状況に戻ることは難しい。再発のしやすさは疾患の特性でもあるとともに症状や障害に対する周りの理解不足や，社会人として獲得していたものを失うこと，当たり前の市民生活を送ることの諦めなど生活面でのさまざまな障壁もまた再発の契機になる可能性が高い。このように，選択肢の少なさから自分らしいライフスタイルを実現できないこと，自己決定から外されること，就労・雇用に横たわる壁，地域生活の困難さなど，数え上げれば症状以外にも多様な傷つけられる原因があり，この原因がまた再発を引き起こすきっかけとなることも多い。

　最後に原因としてあげられるのが，偏見，無理解，排除といった個人の努力だけでは乗り越え難い心理・社会的障壁である。リハビリテーションの対象として広大ではあるが非常に重要なもので，個人を対象としている際も，家族や地域を対象としている際も社会に対する働きかけを忘れてはならない。

このようにみていくとリハビリテーションの対象は，当事者に対する疾患や障害の回復への働きかけ，社会復帰や生活支援だけにとどまるものではなく，当事者の前に立ちはだかる精神医療体制や病院環境の中にある制限や制約，就労・雇用（再雇用等も含め）関係の制度の整備不足，地域生活支援のメニューの少なさその他を含め対象は多岐にわたる。そのような視野に立ちながら，個々のソーシャルワークやリハビリテーションとの関連で実践を組み立てていくべきである。

## D. 対象となる障害者観，リハビリテーション理念確立の経過と現状

### 1 障害者の定義とリハビリテーションの定義

　リハビリテーションに関するWHOの定義では，「リハビリテーションは，障害化過程の状態を改善し，障害者の社会的統合を達成するためのあらゆる手段を含んでいる。リハビリテーションは障害者が環境に適応するための訓練を行うだけでなく，障害者の社会統合を促すために全体としての環境社会に手を加えることも目的とする。そして障害者自身，家族，そして彼らの住んでいる地域がリハビリテーションに関するサービスの計画と実行に関わり合わなければならない」と，すでに地域生活を念頭に社会的環境の改善も含め地域社会での生活を進めていくものとされている。これ以前に欧米諸国では精神科医療機関からの脱施設化が展開されており，リハビリテーションの目指す方向性は脱施設化と合致したものになったといえる。このようにして障害の医学モデルから社会モデルへとパラダイムの転換が生じた。

　精神科リハビリテーション（clinical rehabilitation）を先進的に進めた**アンソニー**（Anthony, W. A.），**コーエン**（Cohen, M.）らも，「病棟やデイケア等，限定された場所で行われるものではなく，本人の意思によって決定され，継続的かつ専門的介入が最小限に抑えられた環境の中で，自分らしく生活する能力を増加させるための援助」が精神科リハビリテーションであると定義づけている[11]。精神科リハビリテーションは，①生活技能の向上，②環境上の資源の開発，という2種類の介入が必要であり，生活技能の向上や身近な人々の支援がよりよく変われば，専門家による最小限の介入で，彼ら自身が選択する環境において落ち着き，満足することができるとし，本人の技能開発（個人的社会生活技能の増進）と環境面での支援開発を二大介入として重視した。

### 2 メンタルケアに関する国際的な現状と目標

　2001年にWHOはメンタルヘルスの報告書[12]をまとめ，**社会心理的リハビリテーション**とは，本人の能力を向上させることと，彼を取り巻く環境が変化することの2

つを提供するプロセスであり，コミュニティにおいて自分らしさを発揮しながら生活することとしている。それ以外に必要なのは居住，就労と雇用，ソーシャルネットワーク，そして偏見や差別，スティグマの減少などで，これは国が責任をもって担う義務としている。

2013年には「**メンタルヘルスアクションプラン2013-2020**」がWHO総会で採択された[13]。このアクションプランは"No health without mental health（メンタルヘルスなしに健康なし）"を原則に，精神的に満たされた状態（mental well-being）を促進し，精神障害を予防し，ケアを提供し，リカバリーを促し，人権を促進し，そして精神障害を有する人々の死亡率，罹患率，障害を低減することを目標としている。なかでも地域ベースの環境におけるメンタルヘルスサービスと社会ケアサービスを統合すること，包括的なメンタルヘルスと社会的ケアサービスを開発すること，メンタルヘルスのケアと治療を一般病院とプライマリケアに統合すること，保健医療システムの異なる提供者とレベルの間でのケアが継続されること，フォーマルおよびインフォーマルなケア提供者が効果的に連携すること，そして電子的なモバイルによる保健医療テクノロジーの活用などによりセルフケアを促進することを目標として設定されている。

質の高いメンタルヘルスサービスの開発には，早期介入，人権擁護原則の取り込み，個人の自律の尊重と人間の尊厳の保護を含めた，科学的根拠に基づくプロトコールと実践の使用が必要であることに加え，精神障害を有する児童，青年と成人の身体的ケアニーズにも注意を払うべきとの新たな指摘が加えられている。

サービスの核となる要件には，個々の症状と何がリカバリーに役立つと理解しているかに耳を傾けて対応すること，ケアにおいて相手を対等な協力者とみなして共に取り組むこと，治療・セラピー・ケア提供者に関して選択肢を提供すること，専門的知識だけでなく励まし合いと所属意識を与えることのできるピアワーカーと支援を利用することが含まれる。さらに，個人をライフコースのさまざまな段階で適切に支援し，就労（復職プログラムを含む），住居と教育の機会，地域活動・プログラム・有意義な活動への参加のような，人権へのアクセスを必要に応じて促進するサービスを提供する多部門によるアプローチが必要である。

ケアと治療のサービス利用者のニーズへの反応性が高まるよう，サービス利用者がサービスの再編，提供，評価とモニタリングにより積極的に関与し，支援することが必要である。宗教的リーダー，信仰治療を行う人，伝統療法士，学校の教師，警察官，地元のNGO団体と同様に，家族も含めた'インフォーマル'なメンタルヘルスケアの提供者のより大きな連携の必要性にも言及している。

リハビリテーションを行う治療チームの一員としての精神保健福祉士の技法として集団療法，SST（social skills training）などの認知行動療法，心理教育，訪問看護（指導）などがあり，それらを効果的にするためには精神保健福祉士も精神疾患や精神症状，医学的治療，服薬や副作用に関する知識，再燃・再発の機序，等々に関する知識などを深めることが要請される。そのうえで対象者の話を個別のやまい体験として聴き，理解することが必要なのは言うまでもない。その前提のうえで，とくに生活者としての対象者のリハビリテーションを進めていくときに必要となる視点のいくつかをみていく。

## 1 精神疾患から精神障害へ

1980年代にはわが国でもリハビリテーション実践の成果として精神科医やPSWなどから生活の次元で精神障害者をとらえる視点が打ち出された。**村田信男**は早くから障害とは日常的，具体的な「社会生活上の障害」として顕在化するのであり，精神症状よりむしろ障害者としての生き方や社会生活上の諸問題のほうが中心的課題になることを示唆していた。また精神障害者の就労への取り組みから「障害の相互受容」の問題にふれ，社会的回復には当事者と社会双方の受容の度合いが影響するとして，障害受容の幅は個人のリハビリテーションに加え，社会的環境や福祉面の充実が重要であるとの指摘をしている[14)15)]。ここで示されているリハビリテーション過程の働きかけとしては，①患者の主体的条件として，動機の熟成，②治療者側からのタイムリーな働きかけ，③それらを具体化し得るための適切な場の設定，があげられ[15)]，また服薬中断，獲得された無力感，障害受容などを共通する働きかけの課題としている。

同じく精神医学リハビリテーションの現場から**蜂矢英彦**は精神症状，慢性症状や欠陥障害とみなされていた状況が当事者の生活能力の乏しさと相まって，彼らを取り巻く社会状況の乏しさに起因する者との見解を示した。蜂矢はICIDH障害モデルを精神障害に反映させて，精神科医療に「精神障害」という概念を組み立て[16)]，精神科領域でも障害という見方で支援をするほうが現実・具体的であると指摘している。

同時期に中間施設での実践をもとに精神障害者特有の生活障害をまとめたのがPSWの**見浦康文**である[17)18)]。見浦は生活上に現れる障害として，自己決定能力の障害，対人関係技術の障害，作業能力の障害，そして状況の社会的不利等を抽出し，地域社会の中でごく普通の生活を送るために，どのような援助や支えを用意したらよいかと問いかけた。精神障害者の自立生活を保障するものとして，個性的な《生き方》《あり方》《暮らし方》を周囲の人が受容すること，支えとなる制度的資源の柱としては生活確保，住居確保，就労確保，所得確保，医療確保のための施策を唱えている。

野中猛はリハビリテーションの対象は精神障害のために生活が困難になっている一人ひとりであり，病名で対象規定するのではなく，生活の困難さによって規定すべきであるとしている[19]。

　それぞれの先達が共通して指摘していることは，疾病の治療や管理を軽視せず，しかし社会的存在としての個人の存在意味，役割，人生への夢や希望を奪われることなく，諦めずに生きていくプロセスを支援すること，そのために構築される支援体制などがリハビリテーションの大きな柱だという主張になる。

　さらに環境面への視点の重要性について新保祐元は，精神障害がもたらす生活障害の克服には，当事者の行動変容に向けた働きかけだけでは不十分で，精神障害者を取り巻く環境の多面的な調整や制度整備が必要であると述べている[20]。

　以上のように各領域からの実践に基づいた視点は，統合的な精神障害リハビリテーションへの展開を促進することとなった。地域生活を目標としたときに，何が障害になるのかという問いかけは，その後，生活臨床や作業療法，デイケア，地域精神医療等々，さまざまな領域で推し進められていった。このような道筋を経て，精神症状だけでなく，「生活するうえでの障害」という側面をリハビリテーションの対象としてとらえる考え方が広がったのである。その後開発された，SST をはじめとする認知行動療法，ストレスコーピング等々は生活するうえでの障害の克服を目標として，精神科病院内外はもちろん地域においても広く普及している。また生活障害への視点は相談支援，ケアマネジメントにおけるニーズ把握やサービス利用の手がかりにもなっている。

　なお生活障害をもたらす精神障害の行動特性については，昼田源四郎が精神症状と関連づけて次のように整理している[21]。(A) 認知障害と過覚醒，(B) 常識と共感覚，(C) 自我境界，(D) 時間性，これらの行動特性は治療すべき症状というよりも，一人の人間のあり方すなわちその人の存在様式ではないかと昼田は問いかけ，治療やリハビリテーションにおいては，かかわり方や環境の一貫性，構造化，混乱状況の整理，指示の伝え方などに，行動特性に応じた工夫を盛り込むことを提言している。こうして ICIDH の基になった障害構造論は，1980〜2000年代にかけて精神障害とリハビリテーションを結びつける役割を果たしたといえる。

## ② 生活のしづらさ

　精神科病院から退院することがさまざまな事情で困難な人たちに，住まいの場や働く場，憩いの場を提供し続けている「やどかりの里」が発足したのは，わが国ではまだ入院医療が中心だった1970年である。その実践は当初から地域リハビリテーションそのものであるという評価もあるように，先駆的な地域生活支援活動であった。その実践のなかで PSW の谷中輝雄は，精神障害がある人も地域での暮らしにおいては「生活者としての視点」を尊重し支援しなければならないことに気づかされたとい

う[22]。谷中らの実践から導き出された生活支援の柱は，「社会的弱点を持ち合わせながら生活を共有していけるような地域社会の実現」「自己主張できる存在，自己決定できる存在」「住まいと職と仲間」である。そして「**生活障害**」という概念が，治らないという固定的なイメージにつながることを危惧し，「**生活のしづらさ**」という表現に改めた。社会福祉実践に携わっていた見浦や谷中らの視点はその後の精神障害リハビリテーションにも影響を与えた。治療機関でのリハビリテーションに完結せず，生活体験のなかでの「生活のしづらさ」に配慮して，社会参加の可能性を広げれば，いままで陰性症状と思われていたいくつかの障害が，可変的障害とみなせると証明したことに意味があるのである。「生活のしづらさ」は，個人の中に起こることもあれば，個人と環境との間，環境そのものが作用して起こる場合もある。この視点を失わずに必要な支援を受けながら，地域社会で同じく個性をもつ生活者として，その人らしい生活を送る権利は当然保障されるべきである。

## 3 国際生活機能分類（ICF）

障害の国際的な構造分析として1980年にICD-9の受け皿として **ICIDH** が策定された。この分類は疾病により引き起こされる障害，すなわち「できないこと」のレベルを3種類の障害（マイナス因子）として分類し，障害を個人レベルの問題とした。しかしノーマライゼーション概念の国際的な広がりに伴い，この分類には当事者や障害支援等関係者からさまざまな批判が寄せられた[23]。障害全体の原因が疾患・けが等から出発しているのは医学モデルを基盤とした障害観であること，活動の制限をもたらすのは環境上の障壁によることも多いこと，社会的不利は排除や差別等と結びついており，そのことへの言及が求められた。現実に障害者として生きる側からの指摘を受け，WHOは20年近い改訂作業の末，「障害」とは，人と物的環境および社会的環境との間の相互関係の結果生じる多次元の現象であるとの認識と，人の分類を極力避ける点を基本に採択され，2001年に **ICF** として結実した。それ以前のICIDHが障害を説明する分類であったのに対して，ICFは「健康の構成要素に関する分類」であり，「新しい健康に関する共通言語の確立で，さまざまな関係者間のコミュニケーションを改善していくもの」としている[24]。**大川弥生**はICFについて，「生きることの全体像」を語る「共通言語」であり，時間的経過を伴うさまざまな専門職が，当事者中心に彼らのよりよい生活や人生を目標とすることにICF活用の意義があるとしている[25][26]。

ICFは「医学モデル」と「社会モデル」とを総合した「**統合モデル：生物・心理・社会モデル**」であるが，上田はこれを**生命レベル・生活レベル・人生レベル**ととらえ直し，ICFを通じて当事者の自己決定を尊重しつつ関係者が協働してプラスを見つけ，増やし，定着させていくことで「**全人間的復権**」の実現が可能になるのではないかと評価している[27][28]。

ICF は現在に至るまで，保健・医療・福祉・介護・教育・行政等の領域における障害の総合評価やサービス計画等のツールとして，また障害や健康に関する調査・研究・政策の立案等の標準的な枠組みとして保健医療福祉領域のみならず広くさまざまな領域で活用されてきている。

### 4 リカバリーとリカバリーアプローチ

障害には「**主観的障害**」の側面がある。上田はこれを「**体験としての障害**」として，障害のある人の心の中に存在する悩み，苦しみ，絶望感などに言及した。体験した当事者が生きるうえで避けて通れない「生活機能の主観的次元」における体験を障害概念やリハビリテーション概念に付け加えていく必要があると指摘する[28)29)]。**リカバリーアプローチ**は，まさに当事者の主観的な内面を重視する。**リカバリー**とは，疾病や障害のために失ったものの回復という意味であるが，実際には生活機能が障害された状態から，できるかぎり健康な状態を取り戻し，その人らしい人生を取り戻す過程，言い換えれば主観的な内面が成熟していく過程であるともいえる。客観的な障害は改善しないとしても，主観的な次元において全人間的存在としての回復は可能である。そのための支援がリカバリーアプローチなのである。

自らが統合失調症からのリカバリー過程にあり，障害者の権利回復の運動家でもある**ディーガン**（Deegan, P. E.）は，自分たちが求めるのは病気からの回復ではなく，人々の偏見，精神科医療の弊害によりもたらされる障害，自己決定の剥奪，働いていないことの否定的問題，壊された夢からの回復であると述べた[30)]。野中は，病気をめぐるリカバリーが意味するものとして，病気や障害に挑戦して自分の人生を取り戻そうとする過程，さらに専門家や専門機関など社会環境に対して依存的でなく，主体的，選択的であるかどうかの2つが重要な鍵になるとした。そのうえで，当事者自身がその人らしく回復することを応援し，社会を変えていく視点や目標，そのための運動も，広くリカバリーの概念に入ると述べている[31)]。

### 5 地域に根ざしたリハビリテーション・インクルーシブ開発（CBR・CBID）

もとは1980年代に，専門機関等資源が限られている途上国農村地帯に住む障害者の生活を向上させる目的で立案された地域社会開発戦略で，地域資源を活用しながら社会的統合を進めていくことを想定したものである。1994年の国際労働機関（ILO），ユネスコ，WHO の共同定義によると，**CBR**（community-based rehabilitation, **地域に根ざしたリハビリテーション**）とは障害のあるすべての人々のリハビリテーション，機会の均等，そして社会への統合を地域の中において進めるための作戦であった。CBR は障害のある人とその家族，そして地域，さらに適切な保健，教育，職業および社会サービスが統合された努力により実践される。

その後2006年の障害者権利条約の影響を受けて，2010年に**CBRガイドライン**が発表された。ガイドラインでは障害者権利条約の原則が適用され，保健，教育，生計，社会，エンパワメントに関する包括的な要素が盛り込まれている。CBRの目的は**CBID**（community-based inclusive development，**地域に根ざしたインクルーシブ開発**）であるとされているが，CBIDは，障害の有無によって分け隔てられることなく，相互に人格と個性を尊重し合いながら共生する社会を実現することを意味している。このことからも，地域でのリハビリテーションが障害者に限定されず，地域に住む多様な人たちを包含して成り立つべきであるという，ノーマライゼーションの考え方に近いものがあるともいえる。日本リハビリテーション病院・施設協会はその理念を導入して，CBRとは，障害のある人々や高齢者およびその家族が住み慣れたところで，住民と共に，一生安全に，生き生きとした生活が送れるよう，医療や保健・福祉および生活にかかわるあらゆる人々や機関・組織がリハビリテーションの立場から協力し合って行うすべてをいうと定義している[32]。推進課題としては介護予防，障害の発生・進行予防の推進，リハビリテーションの質の向上と切れ目のない体制整備，ライフステージに沿った適正な総合的リハビリテーションサービスの提供があげられている。そのためには多職種協働体制や地域ぐるみの支援体制が必要となる。

## F 精神保健福祉士の支援・リハビリテーション対象の拡大

精神保健福祉士はさまざまな領域での活躍や新たな実践の開拓などの蓄積で社会的認知も得られるようになり，近年ますます対象領域が広がってきている。近年増加している災害，犯罪や，IT等の目まぐるしい情報環境の変化など，ストレスの多い社会状況により人々が抱える心の危機はより複雑さを呈し，複合的な困難が増えていることも業務拡大の背景となっていると考えられる。

2019（平成31）年の新しい精神保健福祉士養成の検討作業では，日本精神保健福祉士協会のまとめた業務指針[33]を土台に，精神保健福祉士の業務の対象者として以下の7項目をあげている[34]。①精神的健康の保持・増進のため，各ライフステージにおいて精神保健福祉サービスを必要としている者，②精神科医療サービスを必要としている者（本人・その家族・周囲の人々），③地域生活を送るために精神保健福祉サービスを必要としている者（本人・その家族・周囲の人々），④精神障害のために，日常生活や社会生活において制限を受けている者（本人・その家族・周囲の人々），⑤精神障害のために，権利侵害や差別などを受けている者（本人・その家族・周囲の人々），⑥精神保健福祉サービスを必要としている人を取り巻く環境や地域，社会システム，である。これら6つの業務対象に加えて，⑦精神障害の発生の予防に向けて支援やサービスを必要とする者，が付け加えられた。

メンタルヘルス全般をみていくと，その対象は家庭や学校，企業等での問題，ギャンブル依存症，自殺，ひきこもり，認知症関連問題，被災者こころのケア，高齢者の孤立，単親家庭，終末期医療，児童虐待，不登校，性的マイノリティなど枚挙にいとまがない。環境やライフイベントなどに影響を受けやすく，かつ症状も流動的であるという特徴をもつ。さらに自らはSOSを求めない，援助を拒む，否認の強いものなどが潜在的に精神障害の予備軍として一定数存在していることも指摘され，アウトリーチ等の対象になっている。

精神保健福祉士がこれまで以上に一般市民を対象としたメンタルヘルス領域に必要とされているのは，メンタルヘルス課題の背景に，家族崩壊や経済問題，教育のあり方などの社会心理的な要因が複雑に絡み合っており，狭義の精神医療の範疇のみでは解決されにくいことも影響している。精神保健福祉士としては生活環境，社会的役割，年齢，生活経験など個別性を配慮し，生活上の困難さを念頭に置いて，柔軟に対象化することが望ましい。危機的介入や広い視野をもつ支援などにより，複層的な問題を丁寧にほぐし，継続的にかかわる精神保健福祉士特有の対応が効果的となるのである。同時に社会に対しては，多様性の受け入れ等も含む社会的包摂（ソーシャルインクルージョン）の価値観の醸成，人権意識の確立も実践の基盤となってくる。今後はメンタルヘルスリテラシーが再発予防，リハビリテーションの質の向上にもつながると考えられる。

厚生労働省は「**精神障害にも対応した地域包括ケアシステム**」で医療，障害福祉・介護，住まい，社会参加（就労），さまざまな相談，地域の助け合いの各機関や制度，サービスの充実をシステム化していこうとしている。このケアシステムの各拠点に精神保健福祉士は必ずいなければならない。また「**多様な精神疾患等に対応できる医療連携体制**」の構築については，二次医療圏ごとに統合失調症，うつ病等，認知症，発達障害，依存症（アルコール・薬物依存，ギャンブル等依存症に区分して対応），PTSD，高次脳機能障害，摂食障害，てんかん，精神科救急，身体合併症，自殺対策，災害対策，医療観察などの専門医療を整備することを目指している。この医療連携体制の中のチームにも精神保健福祉士が配置されることは必須である。

リハビリテーションの対象領域が広がる現在，精神保健福祉士は法律的な対象規定にのみ気を取られず，新たな領域で実践を耕し，深めていくことを心がけたい。個別的に配慮された統合的なリハビリテーションはまた，再発予防にもつながる。何よりも，当事者が希望や夢をもちつつ人生を築いていくことを可能にしていく協働作業で構成される多面的な実践こそが，精神障害リハビリテーションであるといえよう。

## Ⅱ　チームアプローチ

### A ● なぜチームアプローチなのか

　チームとは，明確な共有された目標をもち，メンバーが相互依存的に協同して働く（動く），2人以上の集団である。**チームアプローチ**は，さまざまな分野における専門分化の進展に伴い，個々の専門分野のみによるアプローチが「生活をしているトータルな存在としての人」のある断片にしか機能せず，場合によっては，単一のアプローチがむしろその人に有害な結果をもたらす可能性をもつという，当然の帰結への反省から生まれた考え方である。

　21世紀に入り社会福祉基礎構造改革や医療供給体制の変化に伴い，利用者への質の高いサービス提供を実現するために，**多職種協働**あるいは**多機関連携**によるチームアプローチが欠かせない状況となってきた。在宅・地域生活中心の支援体制を展開していくうえで，基礎自治体である市町村が主導して，地域内に分散している関係機関などが重層的かつ相互補完的な関係をとる必要から，「連携」が欠かせなくなったのである。障害者福祉の理念も**社会的統合**（social integration）からさらに踏み込んだ**社会的包摂**（social inclusion）へと移行している。社会的包摂の観点からは，1つの機関がある障害者の保健医療福祉サービスを独占的に提供することは，地域社会からその障害者が排除された状況に置かれているとみる。

　2010（平成22）年の精神保健福祉士法改正においても，これまでの「精神保健福祉士は，その業務を行うに当たっては，医師その他の医療関係者との連携を保たなければならない」という規定から，「精神保健福祉士は，その業務を行うに当たっては，その担当する者に対し，保健医療サービス，（中略）障害福祉サービス，地域相談支援に関するサービスその他のサービスが密接な連携の下で総合的かつ適切に提供されるよう，これらのサービスを提供する者その他の関係者等との連携を保たなければならない」に改正された［法第41条第1項，2012（平成24）年4月1日施行］。

　精神障害リハビリテーションにおいても，現在はチームアプローチを基本軸として展開されている。

### B ● チームアプローチの類型と効果的な展開

#### 1 チームアプローチの類型

　多職種または多分野で構成するチームアプローチは，主に以下の3モデルに類型化

されている。これらのモデルは，どのモデルがより優れているということではなく，実施するリハビリテーションの目的やゴールに応じて柔軟に取り入れていくことが肝要である。

### 1 マルチディシプリナリーモデル（multidisciplinary model）

多分野の専門職が各々の専門分野の範疇でアセスメントやケアを行う。各専門家が並列でそれぞれの専門分野における目標を設定する。

マルチディシプリナリーアプローチでは，チームメンバー相互の専門分野に対する認識と理解が不可欠となる。このモデルは，急性期の医療機関のように，生命にかかわる可能性があるような緊急の課題を解決するために，しばしば医師がチームリーダーとして位置づけられ，そのリーダーの指示により，チームの中で与えられた専門職の役割を果たすことに重点が置かれる。

### 2 インターディシプリナリーモデル（interdisciplinary model）

インターディシプリナリーアプローチでは，専門家たちが1つの目標に対して緊密な相互連携を形成し，ケアを進めていく。利用者がもつ複数のニーズに対応する多分野によるケアサービスの提供が求められるが，緊急性がなく直接生命にかかわることが少ない課題を達成するために，各専門職がチームの意思決定に主体的に関与し，それぞれの役割を協働・連携を進めながら果たすことに重点が置かれる。

### 3 トランスディシプリナリーモデル（transdisciplinary model）

チームに課せられた課題を達成するために，各専門職がチームの中で果たすべき役割を，意図的・計画的に専門分野を超えて横断的に共有した役割開放を行うチームアプローチの方法である。「**超職種チーム**」とも呼ばれる。

精神障害リハビリテーションでは，日本においても全国的な展開が浸透しつつある包括型地域生活支援システムである **ACT**（assertive community treatment）**チーム**が，もっともトランスディシプリナリーモデルに近いアプローチといえる。

## ②　効果的なチームアプローチの展開

現在行われているチームアプローチは複数の専門分野が機能するが，通常は個々に行われ，そこではさまざまな分野の専門職が，緊密に結びついたチームというよりも別々の存在として機能している例が多い。この結びつきのないアプローチが結果として，期待に反する妥協や失敗をもたらし，しばしば専門職間のフラストレーションや相互の悪い印象に結びつくことがある。今日の精神障害リハビリテーションにおける専門職間の弊害が，伝統的なチームアプローチに伴う欠点の結果であるということもできる。

効果的なチームアプローチを進めていくためには，以下のような取り組みが必要となる。

### ◼️ チーム間の共通理解の促進

チームとして一貫したサービスを提供するには，チームメンバーがリハビリテーションに関する共通理解をもたなければならない。共通の理解には，共通の目的，共通の方針，共通の知識が含まれる。**リハビリテーションチーム**は，**リカバリー**（recovery），**エンパワメント**（empowerment），**ストレングス**（strength），**レジリエンス**（resilience）といったリハビリテーションにおける理念や技術を理解し，各専門分野に共通の目的を確立すべきである。共通の目的をもたないと，個々のチームメンバーのアプローチがばらばらの方向に行ってしまう可能性がある。

また，共通の目的とともに，その目的を達成するための共通の方針がなくてはならない。アセスメント方法，ケア計画，実際のケアの提供に関して，共通の方針をもつことが欠かせない。さらに個々のチームメンバーは，自分自身の専門分野におけるエキスパートでなければならないと同時に，他分野の専門性がどのように利用者の役に立つか，いつそれを利用するか，またその限界は何かを十分理解していなければならない。

チームが共通の理解をもつためにもっとも有効な方法は，チームメンバーと実際のケースを通して学ぶことである。情報の共有を図るために，定期的にチームミーティングの機会を設定することも必要である。

また，小規模なミーティングのほかに，地域のさまざまなチームやリハビリテーション機関・事業所を取りまとめ，各々の専門分野における複数の技法や手法を包括し，地域精神保健福祉の向上を図るためのネットワークグループをつくることも有効である。グループの会合は1カ月に一度といった定例的な機会をつくり，総合的な共通のフォーマットに基づく事例検討を行い，アセスメント，問題解決，ケアプランを作成する。またこれらのミーティングでは，各メンバーが定期的に自らの専門分野における新しい情報や知見を発表し合うことも求められる。わが国の現状に照らしてみると，障害者の日常生活及び社会生活を総合的に支援するための法律（障害者総合支援法）が規定する市町村等の（自立支援）協議会を活用することが現実的であろう。

このようなミーティングでの仲間意識と個々のメンバーの熱意が，新たなリハビリテーションモデルを生み出す土壌ともなり得る。チームにおけるディスカッションから生まれるリハビリテーションに関する共通の理解から，優れたチームワークができあがり最良の結果を生む素地が育まれる。また共通の理解は，他のチームメンバーの努力に対する感謝や敬意を誘発し，現実離れした期待から生まれる失望感に取って代わることにもなる。

### 2 系統的なアプローチの決定

　チームアプローチに求められる機能は，アセスメント，ケア計画，具体的なケア提供の手順を系統立てて決定できることにある。利用者に最適な結果を一貫してもたらすために，精神障害リハビリテーションは，もっとも適切なタイミングで必要な専門技術が適用され，いかなる課題解決の可能性も見逃さない姿勢を保持し，きちんと順序づけられた方法で分析され，計画されなければならない。

　個々のチームメンバーとチーム全体の結果が最適となるために，詳細なフローチャート等を活用し，チームにさまざまな手順の理想的な順序とリハビリテーションのすべての段階が可視化されるように努める必要もある。

### 3 広範囲にわたるコミュニケーション

　広範囲にわたるコミュニケーションは，チームを刺激し，正しい機能を支え，その成長を促進する。チームアプローチにおけるコミュニケーションの方法としては，**チーム会議（ケア会議）**，**記録（文書）**，**視覚的コミュニケーション**の3点が考えられる。チーム会議は2人以上のチームメンバーによる直接的なやり取りで，電話によるものでも対面によるものでもかまわない。時間の制約があるなかでは，コミュニケーションの効果を最大にし，各チームメンバーが直接やり取りに使う時間を最少にする工夫が必要となる。

　チームメンバー間の記録（文書）によるコミュニケーションも重要である。コミュニケーションツールとしての記録は，簡潔でわかりやすいものでなければならない。記録は，チームの共通の方針を反映し，チームメンバー全員が効果的に共有して使うことができるようなフォーマットにしておく必要がある。チームをまとめるため，すべてのメンバー個人の記録やフォームを集めて編集し標準化することで，チームの誰もが同じフォームを使うことができる。これにより各メンバーが異なる専門分野に関連した質問をすることが可能となり，効果的なリハビリテーションの提供に結びつくこととなる。

　また，**ジェノグラム**（geno-gram）や**エコマップ**（eco-map），あるいは図・イラストを用いた視覚的に理解しやすいアセスメント票などのコミュニケーションツールを導入することも有用である。

　いかに優秀な専門職が集まってチームを構成し治療やリハビリテーションに取り組んでいたとしても，それぞれの専門職が同職種のみで情報を独占し，他のチームメンバーに情報が伝わっていなければ，それは有効なサービス提供とはならないばかりか利用者のリカバリーを阻害する大きな要因ともなりかねない。メンバー相互のコミュニケーションを促進し情報を共有することは，チームアプローチに欠かせない要件である。

## C. 近年のチームアプローチに対する経済的な評価

わが国においても，保健医療福祉分野におけるチームアプローチに対する経済的な評価がようやく進みつつある。これは精神保健医療福祉領域に限ったことではなく，医療機関内における各種のチームアプローチに対する報酬評価や地域連携パスの導入などが進展している。ここでは，精神障害リハビリテーションに関連した評価を紹介する。

### 1 診療報酬におけるチームアプローチの評価

#### 1 精神科退院指導料における精神科地域移行支援加算

精神科退院指導料は，精神科を標榜する保険医療機関において，1カ月を超えて入院している精神障害者である患者またはその家族など，退院後の患者の看護にあたる者に対して，精神科を担当する医師，看護師，作業療法士および精神保健福祉士が協同して，保健医療サービスまたは福祉サービス等に関する計画を策定し，退院後の治療計画，退院後の療養上の留意点，退院後に必要となる保健医療サービスまたは福祉サービス等について，医師が説明を行った場合に算定する。

また精神科地域移行支援加算は，入院期間が1年を超える精神障害者である患者またはその家族等に対して，精神科の医師，看護師，作業療法士および精神保健福祉士が協同して，退院後に必要となる保健医療サービスまたは福祉サービス等に関する計画を策定し，当該計画に基づき必要な指導を行った場合であって，当該患者が退院したときに，退院時に1回に限り所定点数に加算することができるものである。

#### 2 精神科リエゾンチーム加算

精神科リエゾンチーム加算は，一般病棟におけるせん妄や抑うつといった精神医療のニーズの高まりを踏まえ，一般病棟に入院する患者の精神状態を把握し，精神科専門医療が必要な者を早期に発見し，可能なかぎり早期に精神科専門医療を提供することにより，症状の緩和や早期退院を推進することを目的として，精神科医，専門性の高い看護師，薬剤師，作業療法士，精神保健福祉士，臨床心理技術者等の多職種からなるチーム（精神科リエゾンチーム）が診療することを評価したものである。

#### 3 精神科退院前訪問指導料の複数職種指導加算

精神科退院前訪問指導料の複数職種指導加算は，医師の指示を受けて保険医療機関の保健師，看護師，作業療法士または精神保健福祉士が，患者の社会復帰に向けた調整等を行うにあたり，必要があって複数の職種が協同して指導を行った場合に算定するものである。なお単一の職種の複数名による訪問の場合は対象としない。

### 4 医療保護入院等診療料の施設基準

　医療保護入院等に係る患者に対する行動制限を必要最小限のものとするため，医療保護入院等診療科の施設基準として，医師，看護師および精神保健福祉士等で構成された委員会を設置しなければならない。

### 5 精神科デイケア等の施設基準

　精神科デイケア，ショートケア，ナイトケアおよびデイ・ナイトケアでは，精神科医，看護師，作業療法士，精神保健福祉士，臨床心理技術者等におけるチーム医療を基本としている。

### 6 精神科在宅患者支援管理料

　精神科在宅患者支援管理料は，通院が困難な者（精神症状により単独での通院が困難な者を含む）に対し，精神科医，看護師または保健師，作業療法士，精神保健福祉士等の多職種が，計画的な医学管理の下に月1回以上の訪問診療および定期的な精神科訪問看護を実施するとともに，必要に応じ，急変時等に常時対応できる体制を整備し，多職種が参加する定期的な会議等により行政機関等の多機関との連絡調整を行うことを評価するものであり，月1回に限り算定する。

### 7 精神科退院時共同指導料

　精神科退院時共同指導料は，精神病棟に入院中の措置入院患者等に対して，当該患者の外来または在宅療養を担当する保険医療機関の多職種チームと入院中の保険医療機関の多職種チームと共に，退院後の療養上必要な説明および指導を共同で行ったうえで，支援計画を作成し，文書により情報提供した場合に算定するものである。

### 8 通院精神療法の療養生活環境整備指導加算および療養生活継続支援加算

　療養生活環境整備指導加算は，精神科退院時共同指導料を算定した患者を対象として，保健師，看護師または精神保健福祉士が，療養生活環境を整備するための指導を行った場合に算定するものである。また，療養生活継続支援加算は，重点的な支援を要するものに対して，精神科を担当する医師の指示の下，看護師または精神保健福祉士が，当該患者が地域生活を継続するための面接および関係機関との連絡調整を行った場合に算定するものである。

　いずれの加算も，多職種連携による包括的支援マネジメントを実施することが必要とされている。

## ② 医療観察制度における入院対象者入院医学管理料の施設基準

　30床規模の医療観察病棟の場合では，施設基準として，医師4名（8対1，うち常

勤過半数以上・常勤精神保健指定医2名以上），看護師43名（4名＋入院対象者数×1.3名以上），作業療法士，精神保健福祉士，臨床心理技術者の合計数が7名（1名＋入院対象者数÷5名以上），薬剤師は医療法施行規則上の配置数を配置していなければならず，急性期，回復期，社会復帰期の各ステージにおいてチームアプローチを基本とした医療が提供されている。

### ③ 認知症初期集中支援チーム

認知症初期集中支援チームは，地域包括支援センター，認知症疾患医療センターを含む病院・診療所等に配置され，認知症に係る専門的な知識・技能を有する医師の指導の下，複数の専門職が家族の訴え等により認知症が疑われる人や認知症の人およびその家族を訪問，観察・評価，家族支援などの初期の支援を包括的，集中的に行い，自立生活のサポートを行う。2019（令和元）年9月末時点ですべての市町村に設置された。

支援チームは，保健師，看護師，准看護師，作業療法士，歯科衛生士，精神保健福祉士，社会福祉士，介護福祉士等の医療保健福祉に関する国家資格を有する者で所定の研修を修了した者を含む2名以上と，認知症の専門医または認知症疾患に係る5年以上の臨床経験を有する医師のいずれかに該当し，かつ認知症サポート医である医師1名の計3名以上の専門職にて編成することとなっている。

## Ⅲ　精神障害リハビリテーションのプロセス

精神障害リハビリテーションはいつ開始されるべきものであろうか。精神障害の治療とリハビリテーションが不可分の関係にあることを考えると，リハビリテーションは治療とともに開始されるべきであるということもできる。しかしながら，精神障害リハビリテーションは長期にわたり日常生活・社会生活に困難を抱える人々を対象とするため，その人の臨床的な回復過程，長期的にはライフステージに応じて，必要とされるリハビリテーションサービスとかかわる専門職や支援者は変化していくことを考慮しなければならない。もちろん，リハビリテーションは時間を限定したプロセスであることが求められるため，ある時点での精神障害のある人本人のニーズ（目標）を同定し，期間も盛り込んだ計画を立案したうえで，実施していく必要がある。

精神障害リハビリテーションのプロセスは，①クライエントとの出会い，②インテーク，③アセスメント，④プランニング（計画），⑤実施，⑥モニタリング，⑦エバリュエーション，⑧終結といったソーシャルケースワークと共通する要素で構成される。

# A ● クライエントとの出会いとインテーク

　精神障害リハビリテーションのプロセスは，リハビリテーションサービスを必要とする人（クライエント）との出会いから始まる。出会いは，クライエントにとって必要なリハビリテーションの種類や内容を確認していくための意図的なものであり，専門職がクライエントのもとに訪問して出会う場合もあれば，クライエントがリハビリテーションサービスの提供機関に来訪して出会う場合もある。

　いずれにしても，リハビリテーション従事者とクライエントとの出会い（ファーストコンタクト）は，その後のクライエントとの関係性構築においてもっとも重要な場面であることに留意しておく必要がある。クライエントは，緊張していたり，不安を感じていたり，怖がったりしているかもしれない。まずは，リハビリテーション実践者は自己紹介をする。

　「私は○○と言います。リハビリテーションを担当しています。これからリハビリテーションを一歩ずつ進めていきますが，今日はあなたのことを少しだけ知りたいと考えています」。

　最初の出会いの場面では，クライエントにいくつかの質問をすることとなるが，あまり深く掘り下げないようにする。実践者は，クライエントがどのようなことに支援を必要としているのかを特定し，目標を確認していくこととなる。出会いの場面は，クライエントが適切に紹介されたかどうかを確認するためのスクリーニングプロセスと考えることもできる。この最初の会話で，クライエントがこのサービスを必要としているかどうか，あるいは他の専門職や機関に依頼したほうがよいかどうかを見極めることができる。

　アンソニーらは，リハビリテーションプロセスにおける援助関係の重要性を次のように述べている[35]。

・成功した精神科リハビリテーションプロセスの最上級は，実践者とクライエントの関係である。さまざまなリハビリテーション介入の有効性の一部は，実践者と援助を受けている個人との間に生じる関係である。

・実践者は，共感的かつ敬意を表する熟練した聞き手であることによって，プロセスを容易にすることができる。クライエントに関与する（または接続する）ことにより，実践者は，クライエントが望む目標の達成を助ける精神科リハビリテーションプロセスの機会を増加させることができる。

・成功する助けと学習の成果との関係の重要性に関する知見は，おそらく行動科学のすべてにおいてもっとも研究されたトピックであろう。精神科リハビリテーションプロセスの実施には，個人的に熟練した実践者が必要である。

　クライエントとの出会いの次の段階はインテーク段階となる。**インテーク**は，直接の対面による面接を基本とする。インテーク面接によって得られた情報を整理するこ

**図2-1 ◆ 精神科リハビリテーションのプロセスの概観**

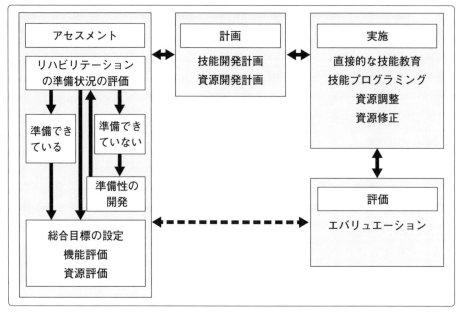

資料　文献35）より引用.

とで次の段階のアセスメントに移行していくこととなる。インテークは，**初回面接**と訳されることもあるが，実際には一度の面接で得られる情報には限界があり，数回のインテーク面接を重ねてクライエントとの信頼関係を形成しながらアセスメントに至ることも多い。

　インテークの段階では，クライエントがリハビリテーションのための準備性が整っているか判断することも重要となる。リハビリテーション準備性とは，クライエントがリハビリテーションプログラムを遂行できるかどうかの能力を示すものではなく，リハビリテーションへの関心と自信の度合いを表すものである。

## B ● アセスメント

　**アセスメント**は，リハビリテーション診断，査定，判定，事前評価などとも称される。

　アセスメントは，利用者のニーズを基本に据えて，利用者が選択する住居・教育・社会・職業などの環境における技能上の機能を評価し，さらに社会的支援がどれだけ存在しているかを評価する目的で行われる。また，アセスメントは，リハビリテーションの総合目標の設定および機能評価と資源評価からなる（**図2-1**）。

　まず，リハビリテーションの総合目標を従事者と利用者の話し合いで設定する。その際，5～10年後に達成したい長期目標と，半年後あたりに達成できる現実的な短期

目標，必要があれば中期目標についても合意を得る。総合目標は，アセスメントに欠かせない重要なものである。なぜならば，その目標を達成したいという思いが，クライエントの参加の動機づけを高めるからである。

次に，総合目標の設定に基づいて，利用者の機能評価と資源評価が行われる。

**機能評価**は，総合目標の達成のために必要な機能のうち，利用者が「できる機能」（技能のストレングス）と「できない機能」（不足している技能）を明らかにすることである。従事者は利用者と協同して，利用者が選択する環境のなかで満足するにはどのような行動が必要なのか，そのためにはどのような技能が欠けているのかを査定する。機能評価では，重要な技能の使用状況について，何を，どこで，いつ，誰となどを明確に記述したうえで，クライエントがどのくらいの頻度でその技能を使用しているかを評価する。

**資源評価**は，総合目標の達成のために不可欠な支援の有無を明らかにすることである。利用者が選択した環境で落ち着くために必要な人，場所，物，活動を列挙する[11]。資源の使用状況を理解することで，クライエントが目標にしている生活環境でうまくやっていき，満足を得るために必要な資源が明確になる。

アセスメントが必要な理由について，**ウィング**（Wing, J. K.）ら[36]は，次の5点をあげている。

①存在する精神的および身体的障害の種類とその程度を決定する。

②発達させ得る潜在的な能力を発見する。

③利用者との合意のうえで短期および長期の目標を明確に定め，そしてそれらを達成するためのリハビリテーション計画を立案する。

④この計画を基礎にして，適切な形の専門的な援助（家族への援助も含めて）と，適切なサービスの場所を決める。

⑤進歩を定期的にモニターして，リハビリテーションの計画を必要に応じて修正する。

そのうえでアセスメントは以下の項目を含んでいなければならない，とウィングらは述べている。すなわち，①慢性症状と機能障害および再燃の可能性，②行動の判定，③日常生活の活動，④職業的技能，⑤個人的態度と反応，⑥社会的判定である。

より具体的なアセスメント項目については，**ヒューム**（Hume, C. A.）ら[37]による下記の例示が役に立つ。

①精神状態：外観と行動，会話，思考，情緒，記憶

②認知機能：理解力，記憶，見当識，意思決定

③個人的な生活機能：衛生，身だしなみ，衣類，補助具（入れ歯，眼鏡など）の使用，服薬

④社会生活技能：対人関係，非言語的な技能，自己主張，コミュニケーション技能（例；電話をかける），読み書きの能力

⑤家事能力：洗濯，調理，掃除や家の管理，安全管理，緊急時の対処

⑥余暇：友人，趣味，興味，活動への参加

⑦仕事：全般的な仕事習慣，能力，態度，抱負，求職能力，人間関係

⑧地域生活技能：外出，交通機関の利用，交通安全，地域に関する知識

⑨訪問：施設の利用

今日，アセスメントを目的にしたツールが多数開発されている。主なツールを以下に示す。

**精神症状評価尺度**としては，**現在症診察表**（Present State Examination；**PSE**），**包括的機能評価尺度**（Global Assessment of Functioning；**GAF**），**簡易精神症状評価尺度**（Brief Psychiatric Rating Scale；**BPRS**），**陰性症状評価尺度**（Scale for the Assessment of Negative Symptoms；**SANS**），**陽性・陰性症状評価尺度**（Positive and Negative Syndrome Scale；**PANSS**）などが使用されている。

**社会生活評価尺度**には，**リハブ**（Rehabilitation Evaluation of Hall and Baker；**REHAB**），WHOの**精神医学的能力障害評価面接基準**（Disability Assessment Schedule；**DAS**），**精神障害者ケアガイドライン・ケアアセスメント表**，**精神障害者社会生活評価尺度**（Life Assessment Scale for the Mentally Ⅲ；**LASMI**）などがある。

**職業能力評価尺度**としては，**厚生労働省編一般職業適性検査**，**職業レディネス・テスト**などがある。精神保健従事者は職業リハビリテーションについては不慣れなことが多いので，労働関係の専門家と協同して評価にあたることが望まれる。

**主観的QOL（quality of life）評価尺度**としては，**WHO/QOL**が知られている。

信頼性の高い評価尺度を使いさえすれば，結果の信頼性もまた保証されると考えるのは誤りである。評価場面における評価する者と評価される者との間の特殊な人間関係が，常に結果に反映していると考えるべきであろう。また，評価の目的があいまいなまま，変化を鋭敏にとらえることもできない評価尺度をあれこれと思いつきで使用するのも誤りである。

アンソニーらは，「診断の過程自体は当事者とともに始まり，当事者とともに終了しなければならない」として，次のように述べている。「どの評価尺度を使用するのにも先だって，従事者は，当事者の技能と資源のストレングスと不足している点に関して当事者の視点を得るように努める。それに引き続き，重要な関係者からの情報収集，当事者の技能の検査，模擬的な環境と自然な環境での技能の観察へと診断は進んでいく」[38]。

家族の実際について知っておくこともリハビリテーションのプロセスを進めるうえで有益である。すなわち，①家族内の役割と責任はどうなっているのか，②その役割と責任分担は，どのようにしてできあがったのか，③家族内の情緒的コミュニケーションの実際，④「家族外の人たち」に対する家族の態度などである[39]。

いずれにしろ，形式的なテストや面接には限界があり，アセスメントにおいてもっとも正確な方法は行動の直接観察によるものであるといわれている。しかもアセスメントは，問題が生じている状況かそれにほぼ近い設定で行われるべきであるという[37]。

**丸山晋**は「評価尺度に対応する情報収集の方法には，面接（これには構造化面接，半構造化面接がある），自己評価（自記式），直接行動観察法などがある。その他，カルテなどの記録，家族・知人・専門スタッフからの折にふれての感想や意見もある。つまりツールによって差異があり，目的により尺度も変わる。大切なことはこうして集められた情報が共有され，有効に用いられることである」[40]と指摘している。

アセスメントは初めの一度だけですむというものではなく，リハビリテーションのプロセスにおいて，繰り返し実施される必要があり，それが計画・実施・評価に絶えずフィードバックされる必要がある。そのような反復運動こそがリハビリテーションのプロセスそのものであるといえよう。

## C ● プランニング（計画）

**リハビリテーション計画**は，利用者のニーズを実現するために，目標と手順および実施にあたっての役割分担を明確にする過程である。言い換えると，先に述べたアセスメントと次の実施を結びつけるものということになる。計画を正しく立てられるか否かが，リハビリテーション活動の成否の鍵を握っている。

精神障害リハビリテーションは利用者を型どおりの治療やモデルに当てはめるのではなく，個別的なケアのパッケージに基づいて行われなければならない。利用者はそれぞれ個別的であり独自のニーズと能力をもっている。リハビリテーション計画においては，そうした違いを認識し，型にはまった治療ではない個別的なプログラムをつくらなければならない。

計画は，まず目標設定から始まる。**野中猛**[19]によれば，長期目標は5〜10年後の生活を想定する。時に実現の可能性の薄い目標を利用者が希望することもあるが，努力の源泉でもあるので一概に否定することはしない。一方，その流れに沿った短期目標は数カ月後に達成できることを想定するので，実現可能なものでなくてはならない。必要ならば，年単位の中期目標も設定する。

次に**技能開発**の計画を立案する。野中によれば，あらゆる技能の向上が課題なのではなく，目標とする生活に必要な技能に集中することが要点である。技能には，食生活や金銭管理などの**生活技能**（living skills），社交や交通機関の利用などの**社会生活技能**（social skills），服薬や病状管理などの**問題解決技能**（problem-solving skills）などがある。クライシスコールの出し方なども重要なポイントになるであろう。

次いで**資源開発**の計画を立てる。野中によれば，利用者が求める生活環境に働きか

ける計画のことであり，具体的には，家族，職場，学校，住居，社会復帰施設などということになる。

さらに，立案した計画に優先順位をつける。もっとも緊急性が高く，しかも達成可能で，利用者の動機が高い項目が優先されることは言うまでもない。

最後に，従事者の役割分担を明確にする。計画に含まれる技能開発および資源開発の目標ごとに個別の実施方法を定め，同時にそれぞれを提供するのが誰の責任かも決める。いずれの場合も利用者との合意形成を図りながら進めていくことが肝要である。

これまでの実証的研究から，以下の事柄が示唆されると，アンソニーらは述べている[11]。

①重度の精神障害を抱える人は技能を学ぶことができる。

②精神障害を抱える人の技能は，リハビリテーションアウトカムの評価にプラスに関係している。

③技能開発介入の実施は，精神科リハビリテーションアウトカムを改善させる。

④支援介入は，精神科リハビリテーションアウトカムを改善させる。

**シェパード**（Shepherd, G.）[39] によれば，すべての利用者が計画されたリハビリテーション過程を必要とし，それに基づいて経過観察されなければならないということではない。しかし，明確な計画があれば，たとえ結果として当初の計画とは異なったことをすることになっても，少なくとも従事者は，自分たちは何をしようとしているのかがわかっているという感覚をもつことができるとしている。これは重要なことである。なぜならば，従事者の士気はリハビリテーションを進めていくうえできわめて重要な位置を占めるからである。

アンソニーらは，従来の精神保健サービスシステムの計画には，次の6点が欠けていたと指摘している[11]。

①価値観の欠如：「利用者による選択」「利用者の能力の増大」「支援の提供」などといったように，精神保健サービスシステムに通底する価値観が明確にされるべきである。

②利用者の目標に対する配慮の欠如：システムの立案は，利用者から直接に出される目標を中心に行うべきである。システムの立案者が注意深く耳を傾けて，利用者が自らの目標を語るのを聞けば，精神障害を抱える人の大多数は建設的な目標を語る能力を有しており，また実際，建設的な目標を語っていることを知るはずである。

③利用者たる障害者のニーズに対する配慮の欠如：機能的なシステムを立案するためには，利用者自身が必要と認識する内容を盛り込むべきである。既存のサービスを評価するだけでなく，利用者が抱える問題を軽減するために必要なサービスとは何か，利用者の状況を把握すべきである。

④望まれている実施レベルに対する配慮の欠如：サービスシステムは利用者にサービス全部を利用するか，もしくはサービスをまったく利用しないかの二者択一を迫るのではなく，本人の希望に応じて支援量を調節することができるようにしておくべきである。

⑤中身の欠如：従来はサービスの形態にばかり焦点が当てられてきたが，サービス供給の中身が明らかにされるべきである。

⑥希望の欠如：従来のシステム立案では，長期に精神障害を抱えた人のリハビリテーションの可能性に対する信念が明らかに表明されていなかった。しかし，リハビリテーションサービスを提供し，技能と資源を開発する機会を利用者に与えれば，システム立案に希望を盛り込むことができる。

## D • 実 施

　精神障害リハビリテーションにおける**実施**は，**介入**，**プログラム**，**アプローチ**などと呼ばれることもある。実施とは，アセスメントに基づいて作成された計画を基礎に，利用者のニーズを具体的に実現する過程をいう。利用者の機能レベルが，可能な範囲で最高の水準に達することが実施の目標となる。

　そこで，利用者の「できない機能」のみに着目するのではなく，「できる機能」や，開発可能な技能を積極的に発見する姿勢が求められる。

　実施には，技能開発計画に基づく技能教育と技能プログラミングとがあり，さらに資源開発計画に基づく資源調整と資源修正がある（**図2-1**）。

　**技能教育**は，直接利用者本人に働きかけるものであり，訓練を目的とした一連の活動を利用者に体系的に行わせ，新しい行動をとる能力の開発を促す。

　一方，**技能プログラミング**は，利用者がすでに習得しているが，活用できないでいる技能を対象に，技能の発揮を阻んでいる障壁を利用者が乗り越えられるようにする。つまり，必要とされるときはいつでも利用者がその技能を使えるように準備することをいう。

　技能教育と技能プログラミングは，互いに補完し合うものである。

　アンソニーらは，**技能開発介入**に組み込まれるべき11の原則を以下のようにまとめた[13]。

①当事者が選んだ技能の目標と介入戦略から始める。

②訓練する環境での学習を促進するために賞賛や激励を使うこと，そして，教える人と学習者の一対一の人間関係を生かすこと。

③関連する環境において，当事者に支援サービスを提供すること。

④すでに当事者が選んだ報酬を使って，関連する環境の中で技能の使用を強化するように，支援者に教える。

⑤参加者には，外発的報酬ではなく内発的報酬を探し出すように教える。

⑥徐々に，報酬が提供されるまでの時間を長くする。

⑦技能遂行は，多様な状況で，むしろ，実際場面で教える。

⑧同じ状況で，さまざまな技能の使用を教える。

⑨自己評価と自己への報酬を教える。

⑩技能の根底にある規則や原則を教える。

⑪宿題の割り当てを段階的に難しいものにしていく。

次に**資源調整**は，既存の資源と利用者とを結びつけるものであり，望ましい資源の選択，資源活用のための手配，実際に資源を使う段階における利用者支援などが含まれる。

**資源修正**は，利用者が必要としている形では機能していない既存の資源を変更することである。

アンソニーらは，資源開発の実施において心がけるべき原則について，次のように述べている[11]。

①すでにある家族や友人などのネットワークを修正して，その支援を現実化する。

②ボランティアの活用による新たなネットワークメンバーの開発

③有償のボランティアの活用によって付加されるネットワークメンバーの開発

④すでに地域にある，教会やクラブなどのナチュラルサポートを加えることの推進

⑤類似の課題を持っている人々がサポートネットワークに入ることの推進

⑥現在のネットワークメンバーのつながりを強化する。

⑦危機介入を機能させるためのより広いネットワークの活用。

⑧ネットワークの機能の拡大

なお，いままで述べてきた分類とは別に，利用者本人に働きかけることを**直接介入**，環境に働きかけることを**間接介入**という場合もある[19]。

技能開発のための支援技法としては，①作業療法およびレクリエーション療法，②集団精神療法，③行動療法，④認知行動療法（生活技能訓練），⑤心理教育プログラムなどがある。

シェパードは，社会生活技能学習における基本事項について，以下のことを指摘している[39]。

①もし「モデリング」を用いるならば，モデルの行動のうちで，利用者の注意を引きつけたいと思う側面に常に注意を向けさせる（そうしないと利用者は気づこうとしない）。

②新たな反応の目標は，常に望ましい行動に向かってベースラインの少し上に設定する。そうすることで別の失敗を招く危険が最小限に抑えられる。

③強化はほめることによって行い，叱ってはならない。つまり肯定的，積極的に接する。

④強化やフィードバックは，とくに技術を修得していく段階ではその場ですぐに継続して行うように努める。これが一度成功すると，より部分的な強化によって新しい効果がうまく得られるようになる。

⑤常に「反復学習」を用いる。例えば，一度よい結果が得られても何度も実践すること。

　一方，資源開発の支援技法としては，①退院促進プログラム，②デイケアおよびナイトケア，③居住プログラム，④訪問活動，⑤就労支援，⑥ケアマネジメント，⑦家族教育，⑧セルフヘルプ活動などがある。

　いずれの技法を用いる場合であっても，従事者が依拠すべき基本的な原則については，**猪俣好正**が次のように整理している[41]。

①連携と統合の重要性：生活の一側面に働きかけるアプローチであっても，それは生活能力の改善を目指すアプローチや環境の改善，生活支援などを含む統合的リハビリテーションのなかに位置づけられ，多面的な援助が提供されることによってはじめてその効果を発揮することができる。

②必要なサービスの同時進行性：必要なサービスは，それぞれのアプローチが必要に応じて相互にタイミングよく提供されねばならない。精神科リハビリテーションは「段階モデル」ではなく，利用者本人のニーズに合わせた「同時進行モデル」であることが必要である。

③経験の肯定的評価：利用者の自己否定的な感情を，周囲の態度や処遇を含めた環境条件の影響と考えて，生活支援のかかわりのなかに生かしていくことが重要である。

④ケアマネジメントの重要性：統合されたリハビリテーションサービスを提供するために，ケアマネジメントの手法が導入されるべきである。

⑤リハビリテーションチームの必要性：精神科リハビリテーションを支えるのは，チームによる実践である。互いの専門性を確立し，ケースカンファレンスにおいて情報を共有しながらサポートしていく必要がある。

⑥利用者自身の参加・自己決定の原則：リハビリテーションの主人公はあくまでも利用者本人であり，従事者は利用者が必要とするときに手助けをする伴走者にすぎない。

⑦主体性回復の視点：精神障害を抱える人が障害を受容し，自分の人生を肯定的・主体的に選択していくには，心理的アプローチやさまざまな生活支援にとどまらず，仲間による支援，ピアカウンセリングも重要な要素となる。

## E・評　価

　リハビリテーションの**評価**は，**エバリュエーション**，**事後評価**などとも呼ばれる。

リハビリテーション過程における，アセスメント，計画，実施の一連の流れを振り返り，活動を継続するか，変更するか，終了するかを決定する。

評価は，リハビリテーション総合目標の設定が妥当であったか，機能評価および資源評価が正確に行われたか，計画が適切であったかどうかを査定する。そして，実施の結果，目標が達成され，利用者の生活に改善がみられたか否かを判定する。その際，利用者の満足度が重要な要素となる。さらに，資源開発が進み，利用可能な社会資源が豊富になったかどうかも評価項目として忘れてはならない。

ヒュームらによれば，評価は，「質の確認」と「プログラムの評価」という2つの側面に関連して行われる[37]。**質の確認**は，個々の利用者に関連した特別なプログラムの成果を査定し，日々の生活を基礎とした持続的な査定を通して，決まったやり方でなされなければならない。もし実施が無効ということがわかったら，その理由が究明されるべきであるし，代替策をとらなければならない。同様に，もし実施が成功しているなら，その理由を理解することは有益である。従事者の熱意は重大な影響力があるが，もし実施が別の人々によって行われたらどうなるかということも考慮しなければならない。

**プログラムの評価**は，長期間かけて行われる。そして活用された資源や実施の過程や結果を考慮に入れるべきである。プログラムの評価は複雑である。誰にとって有効と判断されるのであろうか。利用者にとってであろうか，行政官あるいは財政の長にとってであろうか，精神保健の従事者にとってであろうか。

治療環境もまた評価の対象となる。評価は研究の基盤ともなり得る。評価の他の側面は，医療経済上の問題である。また，多職種チームメンバーによる仲間同士の評価は，専門的な基準，効果，効率について明らかにするであろう。

評価項目として，利用者個人については，①精神状態，②認知機能，③個人的な生活機能，④社会生活技能，⑤家事能力，⑥余暇，⑦仕事，⑧地域生活技能，⑨訪問，⑩満足度などがあげられる。

さらに，家族の機能に関する評価や費用対効果の評価も追加されるべきであろう。いずれにしろ，リハビリテーション活動開始時点でのアセスメントがきちんと実施されていることが前提となることは言うまでもない。

プログラムの評価の視点については，アンソニーら[11]の以下の指摘が役に立つ。

①プログラムの構造について

・環境の選択・確保・維持の機会と支援を提供するようなプログラムである。

・リハビリテーションのプロセスに最大限，利用者を参加させるプログラムである。

・機能レベルに合わせて利用者を環境に当てはめるのではなく，利用者と一緒に彼らの希望する環境を選択するようなプログラムである。

・個々の利用者の状態に合わせて技能・支援の開発を行うプログラムである。

・利用者のための支援の開発に，本人が積極的な役割を果たせるようにするプログラムである。
・利用者の目標が達成されたかを評価し，それを踏まえて成長・変化していくようなプログラムである。
②プログラムの環境について
・利用者の希望や機能レベルを反映した複数のセッティングを抱えたプログラムである。
・人間が生活・学習・交流・労働する自然な環境，ないしは自然な環境に似た環境にプログラムが存在している。
・組織，活動，実務がリハビリテーションの考え方（参加，選択，機能，予後志向，成長の可能性，支援，満足）に合致したプログラムである。

評価の意義について野中は，①障害の程度を知る，②支援計画を可能にする，③活動をモニタリングできる，④必要なサービスが発見できる，⑤調査研究を可能にするの5点をあげている[19]。

また，シェパードは，評価について次のように述べている[39]。

「リハビリテーションにおける結論的な判断は常に暫定的なものであり，改めることがあってもかまわないものである。要するに個人のリハビリテーション計画は，時間を要し，困難でしばしば失敗を伴う課題である。日常の実際的な要望に合ったサービス，さらに個々人の要求に応えるような構造が求められる。おそらく，何よりも自分たちの限界をわきまえているスタッフが必要とされる。（中略）リハビリテーションには成功と同じくらいの失敗があるし，病院や施設での治療に後戻りさせる圧力は常に強い。何を，なんのためにしているのかを知り，必要ならば自分たちの作業のやり方を変えることができるほど十分に批判的なスタッフだけが，このような苦悩に耐えることができる」。

# Ⅳ 精神障害リハビリテーションにおける精神保健福祉士の役割

## A ● 精神保健福祉士がリハビリテーションに関与する根拠

精神保健福祉士は精神保健分野のソーシャルワーカーとして，多様なリハビリテーションプログラムに参画している。精神保健福祉士がリハビリテーションに関与する根拠は，**精神保健福祉士法**に規定する精神保健福祉士の定義（精神保健福祉士法第2条）に求めることができる。

> 「精神保健福祉士」とは，第28条の登録を受け，精神保健福祉士の名称を用い
> て，精神障害者の保健及び福祉に関する専門的知識及び技術をもって，精神科
> 病院その他の医療施設において精神障害の医療を受け，又は精神障害者の社会
> 復帰の促進を図ることを目的とする施設を利用している者の地域相談支援の利
> 用に関する相談その他の社会復帰に関する相談に応じ，助言，指導，日常生活
> への適応のために必要な訓練その他の援助を行うことを業とする者をいう。

　精神保健福祉士法の制定直後の解説書[42]をひもとくと，「精神障害者の『保健』に
関する専門的知識及び技術」とは，精神障害者の円滑な社会復帰の支援のために，精
神疾患別に必要となる配慮，精神疾患の治療，再発予防，リハビリテーション，精神
疾患を有する者に対する接し方等の保健に関する専門的知識および技術のことを指し
ている。「精神障害者の『福祉』に関する専門的知識及び技術」については別途解説
が付されているのだが，「保健」に関する専門的知識および技術として「リハビリ
テーション」が明示されている。

　また，「日常生活への適応のために必要な訓練」はまさにリハビリテーションのこ
とを指している。精神保健福祉士法が成立する以前の1994（平成 6 ）年には，精神科
医療機関における入院患者を対象とした「入院生活技能訓練療法」が診療報酬化さ
れ，精神科ソーシャルワーカー(PSW)もこの療法の実施職種の一つに位置づけられ
たことを踏襲する形で法律上規定されたともいえる。

　ちなみに，精神保健福祉士法が成立する1997（平成 9 ）年以前に，入院生活技能訓
練療法以外にも無資格のPSWが診療報酬上位置づけのあった項目としては，精神科
治療病棟入院料，精神療養病棟入院料，精神科デイ・ケア料，精神科ナイト・ケア
料，精神科デイ・ナイト・ケア料，重度痴呆患者デイ・ケア料（現・重度認知症患者
デイ・ケア料），入院集団精神療法，通院集団精神療法，精神科訪問看護・指導料，
精神科退院前訪問指導料，老人性痴呆疾患治療病棟入院料，老人性痴呆疾患療養病棟
入院料等である。このように診療報酬上はすでに医療チーム（一部はリハビリテー
ション・チーム）の一員として位置づけられていたことがわかる。国家資格の創設以
来今日に至るまで，診療報酬上の位置づけがあるものは40項目にも及ぶこととなって
いる。

　一方，1987（昭和62）年の精神保健法成立に伴い精神障害者社会復帰施設が創設さ
れ，当初から精神障害者援護寮や精神障害者通所授産施設において精神科ソーシャル
ワーカーの配置が規定されることとなった。その後の法改正により追加された精神障
害者福祉工場，精神障害者地域生活支援センターについても同様の配置が規定され，
精神保健福祉士法の制定以降は精神保健福祉士に読み替えられた。その後，精神障害
者社会復帰施設は障害者自立支援法に規定される障害福祉サービス等に再編され，精
神保健福祉士の配置規定もなくなった。しかしながら，現在の障害者総合支援法に基

づく各種の障害福祉サービス事業，相談支援事業，地域生活支援事業である地域活動支援センター，障害者相談支援事業，基幹相談支援センター等には多くの精神保健福祉士が従事しており，その数はいまでは医療機関における従事者数を上回っている。

## B ● 精神保健福祉士の役割

　現在全英ソーシャルワーカー協会のCEOを務める**アレン**（Ruth, A.）は，2014年に著した『成人のメンタルヘルスサービスにおけるソーシャルワーカーの役割』[43] の中で，成人の精神保健におけるソーシャルワークの役割の5つの主要なカテゴリーを提示している。精神保健や福祉に関する制度がわが国とは違う側面をもつとはいえ，精神障害リハビリテーションにおける精神保健福祉士の役割に置き換えてとらえることができよう。

【5つの役割のカテゴリー】

1. 市民が法定のソーシャルケアやソーシャルワークのサービスやアドバイスを利用できるようにし，法的義務を果たし，地方自治体の個人に合わせたソーシャルケアの理念を推進する。

　この役割を日本の現状に当てはめると，市民としての精神障害者が障害者総合福祉法に規定する障害福祉サービスや相談支援等を利用できるようにするとともに，精神保健福祉法に規定する保健医療サービスの利用を促進することとなろうか。

2. 個人や家族とともにリカバリーとソーシャルインクルージョンを促進する。

　このカテゴリーの下位項目として以下が示されている。

　①評価および介入の中で，社会的排除，その原因およびウェルビーイングおよびメンタルヘルスへの影響（例：貧しい住宅，貧困，人種差別，同性愛嫌悪，社会的孤立，スティグマ，セルフネグレクト，失業）を特定して取り組み，複数の不利益および排除の複合的な影響を含めて対処する。

　②自己決定を促進し，サービスへの長期的な依存を減らす方法で，ソーシャルインクルージョンと積極的な市民としての権利を支援するために働く。

　③サービス，コミュニティ，およびより広い社会の中で，メンタルヘルスのスティグマや差別を認識し，挑戦する。

　④（多職種による）リカバリーに焦点を当てた実践について熟練し，知識をもちメンタルヘルスシステムの文化の中核として希望，マネジメント，機会を強調する。

3. 社会的，家族的，対人関係の複雑さ，リスク，曖昧さが高いレベルで特徴づけられる状況に介入し，専門的なリーダーシップとスキルを発揮する。

　（注：複雑さ，リスク，曖昧さのマネジメントは，すべての能力レベルのソーシャルワークの中核の一部であるが，以下のシナリオは適切な能力と経験のレベルに

応じて割り当てられるべきである。)

①とくに複雑なケアや健康上のリスクがあり，多くの場合複数のニーズがある家族との実践をリードする。

②複雑な保護問題，家庭内虐待，組織的虐待，共存するメンタルヘルスや薬物使用の問題を含む，暴力や虐待の状況での実践をリードする。

③社会的・環境的状況（例：住宅，環境サービス，経済的問題，移民問題，その他の法的問題）と心理社会的要因が相互に影響し合い，成熟した全体的な介入を必要とする状況に介入する。

④全生涯または世代間の視点が必要とされる状況に介入する（例：幼少期のトラウマや虐待の生涯にわたる影響に対処している状況や，家族の世代間のリスクのパターンを理解する必要がある場合など）。

⑤社会的な複雑さやリスクが高い状況において，多職種によるスーパービジョンやマネジメントを行う。

4. 地域社会の能力，個人や家族のレジリエンス，早期介入，積極的な市民活動を支援するために，地域社会との共同創造的かつ革新的な活動を行う。

5. 認定精神保健専門職（approved mental health professional；AMHP）として働くすべての人をリードする。

　イギリスにおいては，1983年の精神保健法において認定ソーシャルワーカー（approved social worker；ASW）は医師が勧告する非自発的入院の適否を決定する役割を担っていたが，2007年の法改正により，その役割を AMHP が取って代わることとなった。AMHP はソーシャルワーカーのほか認定精神科看護師，作業療法士，登録心理士も担えることとなったことから，そのなかでもソーシャルワーカーが AMHP をけん引していくべきであると提言している。このカテゴリーはわが国に単純に適用できるものではないが，医療保護入院中の精神障害者の退院後生活環境相談員は多職種が担えることになっているものの，その中心的な担い手は精神保健福祉士であることと相似しているといえよう。

　精神障害リハビリテーションは，体系的な戦略と介入を用いて精神障害のある人が自ら選択した地域社会に統合され，QOL を向上させ，自分自身のリカバリープロセスを促進できるように支援する。精神障害リハビリテーションのアプローチには，自己決定の原則，価値に基づく実践，すべての人の尊重と尊厳，本人主体，ストレングス・ベース，協同的なパートナーシップが組み込まれており，個人のニーズを満たすように設計され，その人の文化的規範や価値観に敏感である。これらの原則，価値，実践は，精神保健福祉士によるソーシャルワーク実践と共通する部分が多い。これらのサービス提供は，精神障害のある人に向けられた社会的なスティグマや差別と闘うことを必要とする。リハビリテーションサービスは，精神科医，看護師，作業療法士，公認心理師，精神保健福祉士といった専門分野の多様性によって提供されること

を考えるとき，精神保健福祉士はソーシャルワークの中核的な原理である社会正義，人権，集団的責任，そして多様性尊重を実践に反映させ，多職種の中にあってそのユニークな専門性を発揮しなければならない。

**引用文献**

1) 臺　弘：分裂病の治療覚書．創造出版，1991，pp.161-163.
2) 岡崎祐士：統合失調症の過去・現在・未来．日本統合失調症学会監，統合失調症．医学書院，2013，pp.3-7.
3) 藤井康男：薬物療法．日本統合失調症学会監，統合失調症．医学書院，2013，pp.503-521.
4) 広田伊蘇夫：立法百年史；精神保健・医療・福祉関連法規の立法史．増補改訂版，批評社，2004，pp.17-18.
5) 国立精神衛生研究所：精神衛生資料．1-25号，1953-1981.
6) 東　雄司，江畑敬介監，伊勢田堯，小川一夫，百溪陽三編：みんなで進める精神障害リハビリテーション；日本の5つのベスト・プラクティス．星和書店，2002.
7) 広田伊蘇夫：前掲書．
8) 精神保健福祉研究会監：四訂 精神保健福祉法詳解．中央法規出版，2016，p.69.
9) 上田　敏：リハビリテーションを考える；障害者の全人間的復権．青木書店，1983.
10) 大阪精神医療人権センター：扉よひらけ・人権センターニュース各号．
11) W.アンソニー，M.コーエン，M.ファルカス著，髙橋　亨，浅井邦彦，高橋真美子訳：精神科リハビリテーション．マイン，1993，pp.70-84.
12) WHO：The world health report 2001：Mental health：New Understanding, New Hope. World Health Organization, 2001, pp.63-65.
13) WHO：Mental health action plan 2013-2020, 2013.（＝世界保健機関著，国立精神・神経医療研究センター精神保健研究所自殺予防総合対策センター訳：メンタルヘルスアクションプラン2013-2020，2014.）
14) 村田信男：「分裂病のリハビリテーション過程」について；自己価値の再編を中心に．分裂病の精神病理，10：251-281，1981.
15) 村田信男：続「分裂病のリハビリテーション過程」について；障害相互受容のプロセスを中心に．分裂病の精神病理，11：275-302，1982.
16) 蜂矢英彦：精神障害論試論；精神科リハビリテーションの現場からの提言．臨床精神医学，10：1653-1661，1981.
17) 見浦康文：精神障害者のリハビリテーション；ソーシャルワーカーの経験から．ソーシャルワーク研究，7：256-260，1981.
18) 見浦康文：中間施設での経験から．精神医学ソーシャルワーク，16（35）：256-260，1982.
19) 野中　猛：図説精神障害リハビリテーション．中央法規出版，2003.
20) 新保祐元：社会的視点．蜂矢英彦，岡上和雄監，精神障害リハビリテーション学．金剛出版，2000，pp.82-88.
21) 昼田源四郎：分裂病者の行動特性．金剛出版，1989，pp.14-67.
22) 谷中輝雄：生活支援形成過程について；やどかりの里における生活モデルの提示；福祉の立場から（1）．精神障害リハビリテーション，4（2）：132-136，2000.
23) 佐藤久夫：障害構造論入門；ハンディキャップ克服のために．青木書店，1992.
24) 障害者福祉研究会編：国際生活機能分類（ICF）；国際障害分類改定版．中央法規出版，2002.
25) 大川弥生：第1回社会保障審議会統計分科会生活機能分類専門委員会資料　ICFについて．
26) 大川弥生：ICFの基本と医両面への活用．厚生労働省大臣官房統計情報部編，第3回ICFシンポジウム「生活機能分類の活用に向けて；実用化に向けた課題と対策について」報告書．2013，pp.16-30.
http://www.who-fic-japan.jp/img/event/pdf/ICF-report-0314_honbun.pdf
27) 上田　敏：ICFの理解と活用；人が「生きること」「生きることの困難（障害）」をどうとらえるか．きょうされん，2005.
28) 上田　敏：障害者の人権保障と障害概念；国連障害者権利条約を手がかりに考える．障害者問題研究，43（4）：278-279，2016.
29) 上田　敏：リハビリテーションを考える；障害者の全人間的復権．青木書店，1983.
30) Deegan PE：Recovery：The lived experience of rehabilitation. Psychosocial Rehabilitation Journal, 11（4）：11-19, 1988.
31) 野中　猛：図説リカバリー；医療保健福祉のキーワード．中央法規出版，2011，pp.36-37.
32) 一般社団法人日本リハビリテーション病院・施設協会：定義・推進課題・活動指針2016.
https://www.facebook.com/rehakyo

33） 公益社団法人日本精神保健福祉士協会編著：精神保健福祉士業務指針及び業務分類 第2版. 2014, p.19.
34） 厚生労働省：精神保健福祉士に求められる役割について. 第2回精神保健福祉士の養成の在り方等に関する検討会 資料2, 2019, p.21.
https://www.mhlw.go.jp/content/12200000/000488342.pdf
35） Anthony WA, Farkas MD：A Primer on the Psychiatric Rehabilitation Process: Center for Psychiatric Rehabilitation, Sargent College of Health and Rehabilitation Sciences, Boston University, 2009.
36） J.K. ウィング, B. モリス著, 高木隆郎監訳：精神科リハビリテーション；イギリスの経験. 岩崎学術出版社, 1989.
37） C.A. ヒューム, I. ブレン著, 丸山　晋, 松永宏子, 横田正雄, 他訳：精神保健リハビリテーション. 岩崎学術出版社, 1997.
38） W. アンソニー, M. コーエン, M. ファルカス, 他著, 野中　猛, 大橋秀行監訳：精神科リハビリテーション. 第2版, 三輪書店, 2012.
39） G. シェパード：個人のリハビリテーション計画. F.N. ワッツ, D.H. ベネット編, 福島　裕監訳, 精神科リハビリテーションの実際②；地域の実践編. 岩崎学術出版社, 1991, pp.183-207.
40） 丸山　晋：評価の目的と意義. 蜂矢英彦, 岡上和雄監, 精神障害リハビリテーション学. 金剛出版, 2000, pp.141-149.
41） 猪俣好正：リハビリテーションの視点. 蜂矢英彦, 岡上和雄監, 精神障害リハビリテーション学. 金剛出版, 2000, pp.175-180.
42） 厚生省大臣官房障害保健福祉部精神保健福祉課監：精神保健福祉士法詳解. ぎょうせい, 1998.
43） Ruth A: The Role of the Social Worker in Adult Mental Health Services. College of Social Work, 2014.

**参考文献**

1） 伊藤順一郎, 福井里江：リカバリー. 日本統合失調症学会監, 福田正人, 糸川昌成, 村井俊哉, 他編, 統合失調症. 医学書院, 2013.
2） 松岡千代：ヘルスケア領域における専門職間連携；ソーシャルワークの視点からの理論的整理. 社会福祉学, 40（2）：17-38, 2000.

# 精神障害
# リハビリテーションプログラムの
# 内容と実施機関

この章で学ぶこと

Ⅰ 医学的リハビリテーションプログラム

Ⅱ 職業的リハビリテーションプログラム

Ⅲ 社会的リハビリテーションプログラム

Ⅳ 教育的リハビリテーションプログラム

Ⅴ 家族心理教育（Family Psycho-Education）
プログラム

# Ⅰ　医学的リハビリテーションプログラム

歴史をひも解けば，リハビリテーションとは，社会的に排除された者が再び社会に受け入れられること，すなわち「社会的復権」や「名誉回復」を意味する言葉である。

世界保健機構（WHO）は，1968年に**リハビリテーション**を「医学的，社会的，教育的，職業的手段を組み合わせ，かつ相互に調整して，訓練あるいは再訓練することによって，障害者の機能的能力を可能なかぎり最高の水準に達するようにすることである」と定義した。ここでは精神障害リハビリテーションプログラムのうち，さまざまな医学的リハビリテーションプログラムとその実施機関について述べる。

## A ● 認知行動療法

### 1　認知行動療法とは

**認知行動療法**（cognitive behavioral therapy；**CBT**）とは，「ストレスの問題を認知と行動の側面から自己改善するための考え方と方法の総称」である[1]。換言すれば，本人が自分自身の体験を理解し，現状よりいくらかでも効果的に自分を助けられるように練習すること，つまり本人の「自助」を側面から手助けするツールである。通常，まったくストレスを感じることなく生活や人生を送ることは考えにくい。したがって，大切なことはストレスをなくすことではなく，ストレスとうまく付き合うことだといえる。

**ストレス**は，個人を取り巻く環境的要因としての「**ストレス状況（ストレッサー）**」と，それが個人に与えるさまざまな影響である「**ストレス反応**」に分けることができ，両者は相互に作用し合う関係にある。何をストレス状況と感じるか，そして同じストレス状況でもそれに対する反応は人によって異なり，個別性の高い事柄となる。

CBTでは，ストレス反応を「認知（頭の中に浮かぶ考えやイメージ）」「気分・感情（喜怒哀楽など）」「身体反応（動悸・頭痛・疲労感など身体に現れるすべての生理的反応）」「行動（外から見てわかるその人の振る舞い）」の4つの領域に分けて理解する。認知には階層があり，意識に上りやすい浅いレベルの認知は「**自動思考**」，より深いレベルの認知は「**スキーマ（信念・思い込み）**」と呼ばれ，「自動思考」の背景には必ず「スキーマ（信念・思い込み）」がある。

ストレスを構成する要素のうち，直接コントロールし難い「環境」「気分・感情」「身体反応」ではなく，比較的自分で工夫したり選択したりすることができる「認知」

と「行動」について意図的に対処（コーピング）していくことが，認知行動療法と呼ばれるゆえんとなる。

## 2 認知行動療法の展開

CBT の展開をまとめると以下のとおりとなる[2]。

①ターゲットとなる「困りごと・相談したいこと」を決める。

②その「困りごと・相談したいこと」についてアセスメントを行う。

③悪循環にかかわる認知と行動を定め，目標を達成するための対処方法（コーピング）を選択する。

④日常生活において反復練習をする。

⑤効果を検証する。

⑥効果が確認された対処方法を継続する。

まず，CBT はそのターゲットを決めることから始める。「困りごと・相談したいこと」はなるべく具体化することが望ましい。また，主人公は本人であることを忘れることなく，本人自身の言葉で表し個別化を図ることが肝要であり，スタッフが勝手に専門用語に変換するようなことは避けなければならない。アセスメントとは，自分にはどのようなストレス状況があり，それに対してどのようなストレス反応をしているのか自己観察し整理をするプロセスを指す。ここで整理された自分のストレス体験を紙などに書き出すことを「**外在化**」といい，問題の構造（悪循環のありよう）の理解と自己理解を深めることにつながる。外在化された悪循環を引き起こしている認知や行動を整理したうえで，それらがどのように変化すればよいのか，目標設定を行う。設定した目標を達成するために役立ちそうな新たな対処方法（コーピング）を選択しそれを日常生活において繰り返し練習をする。この際，スモールステップで徐々に身に着けていくように取り組むことが望ましい。悪循環が解消されたり，悪循環にはまりそうになっても容易に抜け出せたりするようになることが CBT の効果でありこの効果を検証するには，再度自分の状況をアセスメントすることが役に立つ。

## 3 認知行動療法の適応と限界

CBT は，うつ病や不安障害などに対する治療効果が実証されているが，医療以外でも地域や職場における精神保健分野や，法律や教育に関連した領域などで活用されその適用範囲は大きく広がってきている。すなわち，CBT は治療法の一つにとどまることなく，健康な人のセルフケアの方法として，ひいては対人援助職のストレスマネジメントとしても役立つものとなっている。このような CBT の対象拡大は，「専門家の当事者化と当事者の専門化」という現象を促し，当事者と専門家の立ち位置の変更を含めた「新しい共同と連帯」を生み出しつつある[3]。

しかし，すべての治療法がそうであるように，CBT にも限界はあることに留意が

必要となる。①環境因が大きいストレスの場合は環境調整が必要である。例えばクライエントが夫から日常的に暴力を受けており，精神的不調に陥っている場合は警察やシェルターなどにつなぐなどして，この状況から本人が離れるための援助が優先される。②CBTに即効性はなく根気強く取り組む必要がある。一般的に，CBTは進みが速く効果が出やすい短期療法（brief therapy）といわれるが，あくまでも相対的なものである。③ストレス体験を対象にするため時には痛みを伴う場合もある。これまで自分のストレス体験を抑圧してきた人にとって，CBTにおけるアセスメントは目を背けてきた自分の認知や気分・感情に直面化することになり，苦痛を感じることもある。

## 4 認知行動療法の種類

　認知行動的アプローチは現在，3つの世代に分けられるといわれる。第1世代（1950年代）にあたるのが，精神分析的アプローチをデータに基づく実証的方法ではないと批判し，のちに科学的心理療法としてメジャーとなっていった行動療法である。第2世代（1970年代）は，動物実験から生まれた学習理論の限界に風穴をあけるべく登場した認知的アプローチを発展させ，実証的効果のある心理療法の代名詞となった認知行動療法である。さらに，1990年代に入ると，症状の軽減（第1水準の変化）よりも人生の質の向上（第2水準の変化）[*1]に重点を置く第3世代と呼ばれるアプローチが登場している。

　第3世代の認知行動療法には，ACT，弁証法的行動療法，行動活性化がある。

### 1 ACT（acceptance and commitment therapy）

　ACTのコア・コンセプトは次の3点となる。

#### （1）マインドフルネス

　「今，ここで」起きていることをありのままに体験すること。

#### （2）アクセプタンス（受容）

　従来の心理療法では問題やネガティブな感情をいかに管理，軽減できるかということに焦点があたっていたのに対して，ACTではそれらはあって当たり前のことなので，まずは受け入れることを重視する。そしてその姿勢こそが逆説的に変化のパワーを生むと考えられている。

#### （3）コミットメント

　苦悩のあるなしにかかわらず，自分が人生で大切にしたいことに基づく生き方がで

---

*1 家族療法のワツラウィック（Watzlawick, P.）は，問題の変化のさせ方には2つの異なる水準があるとした。第1水準の変化は，クライエントが抱える症状（不快な私的事象）自体を直接変えること（失くすこと）であり，第2水準の変化は，症状があってはいけないという文脈を変えることで症状があっても自由にクライエントが生活できるように支援することである。

きれば，幸せになれるという考えをもとに，とにかく行動していくことが改善につながる。

### ❷ 弁証法的行動療法（dialectical behavior therapy；DBT）

**DBT** は，**リネハン**（Linehan, M. M.）によって開発された療法で，**境界性パーソナリティ障害**（borderline personality disorder；**BPD**）の治療に特化している。このアプローチは患者の変化を促す問題解決戦略と患者のありのままを受容する認証戦略という，相反するものの間を行き来することにより生まれる緊張が治療的変化を生み出すという弁証法的概念によるものである。

### ❸ 行動活性化（behavioral activation；BA）

**BA** は，**うつ病**の治療で有効性が実証されている心理療法である。その特徴は，うつ病患者の活動性の低下をうつ病に対する誤った対処行動（回避行動）とみなし，行動療法的にアプローチすることにある。習慣化されている回避行動の代わりに，個人の価値に沿った行動が増えるように，その促進要因と阻害要因を分析することになる。

### 5 認知行動療法の留意点

症状や状態によっては CBT に取り組むことでむしろ悪化する場合もあるため，精神疾患治療中であれば主治医と相談してから始めることが肝要となる。薬物療法などによりまずは急性期から脱した後，回復期・維持期に入った時点で再発予防のために CBT に取り組むことも一案となる[4]。

また，クライエントの考え方の修正を強要することが CBT ではない。考え方はその人の個性であり，容易に変えられるものではない。自分の考え方をなかなか変えられないクライエントは，そのことに落胆し状態を悪化させる危険性も否定できない。クライエントに求められることは，自分の今の状況を可能な範囲で自己観察し自分の感情に気づくことといえる。一方，CBT にかかわる専門職の役割は，本人の考え方を楽観的に変えることではなく，本人が自分の状況や感情と向き合えるように支えることである。

## B ● 行動療法

### 1 行動療法とは何か

**行動療法**（behavior therapy）とは，学習理論に基づき人間の不適応行動を変化・除去する，または適応的行動を増やすことで不適応状態を改善するもので，人間

の内面の変容ではなく[*1]，客観的にとらえることができる行動の変容を目指して行われる治療である。行動療法の適応対象は，重度の障害児・者における行動的問題，神経症的な心理・行動的問題，生活の質に対する課題など，とても幅広いものとなっている。

　行動療法の基礎となる学習理論は，レスポンデント条件づけ（古典的条件づけ），オペラント条件づけ（道具的条件づけ），社会的学習理論の3つに大別される。行動療法にはこれら学習理論の原理に基づいてさまざまな技法が存在する。

## 2　さまざまな行動療法技法

### ■1 レスポンデント条件づけ（古典的条件づけ）に基づく技法

　この学習理論は，20世紀初頭にパブロフ（Pavlov, I. P.）[*2]によって発見された条件反射が原形となる。彼はベルを鳴らしてから餌を与えていた犬が，しばらくしてベルを鳴らしただけで唾液を出すようになったことに気づいた。はじめ犬にとってベルの音と餌は何の関連性もなく，この段階でのベルの音は中性刺激（neutral stimulus；NS）であり，餌は無条件刺激（unconditioned stimulus；UCS），そして唾液を出すことは生体が本来もっている反応としての無条件反射（unconditioned response；UCR）と位置づけられる。しかし，これを繰り返すうちに，ベルの音が鳴れば餌がもらえるという学習がなされ，ベルの音は犬が唾液を出す条件と変容し条件刺激（conditioned stimulus；CS）となり，唾液を出す行為はそれに対する反応という意味で条件反射（conditioned response；CR）と呼ばれる。

　このように，レスポンデント条件づけは，ある刺激がある反応を誘発するという刺激–反応（S-R）の本有的関係を基にしながら，刺激間に連合が起こり，その反応が別の刺激によっても惹起されるようになる過程をいう。

　この学習理論に基づく技法として，ウォルピ（Wolpe, J.）[*3]が考案した系統的脱感作法（systematic desensitization）がある。これは不安や恐怖を引き起こす場面で，もっとも弱い刺激を繰り返し与え，不安などに拮抗する反応としての筋弛緩反応（リラクセーション）などが起き，それらを感じなくなったら刺激を段階的に増強し最終的には不安や恐怖の除去を行う技法である。主に，不安神経症や強迫神経症の治療に用いられる。

---

*1 不適応行動が除去されることで結果として，その人の心の変化や人格的変化も起こり得る。
*2 ロシアの生理学者。条件反射理論を提唱し，学習心理学，行動主義心理学に大きな影響を与えた。
*3 南アフリカで戦争神経症の治療を行っていた精神科医。神経症的行動は学習されたものであり，有効な学習解除の方法により消去できると考えた。

### ❷ オペラント条件づけ（道具的条件づけ）に基づく技法

スキナー（Skinner, B. F.）[*1]は，一定の場面で一定の反応をすることに対し報酬が与えられた結果，その場面と反応の結合が強化されることを**オペラント条件づけ**，あるいは**道具的条件づけ**と命名した。

この学習理論に基づく技法の一つに**シェイピング**（shaping，行動形成）がある。目標となる行動を小さな段階（スモールステップ）に分け，形成あるいは増強できるように，肯定的フィードバックを行って励ますなどの報酬を与え強化するものである。これまで障害児に対する療育場面などで広く用いられてきたが，近年では**社会生活技能訓練**（social skills training；**SST**）[*2]においても活用されている。

レスポンデント条件づけが，個人に焦点を当て，個人の特性を環境の求める標準のレベルまで改善しようとする"治療"の発想が強いのに対して，オペラント条件づけでは，環境に焦点を当て，環境の側を個人の特性にフィットするように調整するという"バリアフリー"の発想が比較的強い[5]。

### ❸ 社会的学習理論に基づく技法

社会的学習理論によれば，人間の行動形成は必ずしも本人が直接体験することがなくとも，また報酬や罰を受けることがなくとも，対人関係の中で他者の行動に影響されることによっても生じることを，**バンデューラ**（Bandura, A.）[*3]は，**モデリング**あるいは**観察学習**（observational learning）と名づけた。

## C ・ 作業療法

### 1 作業療法とは何か

日本作業療法士協会によれば，**作業療法**（occupational therapy；**OT**）は，人々の健康と幸福を促進するために医療，保健，福祉，教育，職業などの領域で行われる，作業に焦点を当てた治療，指導，援助である。作業とは，対象となる人々にとって目的や価値をもつ生活行為を指す。

ここでいう作業とは，人の日常生活にかかわるすべての諸活動のことであり，セルフケア（排泄，着替え），家事，仕事，余暇，対人交流，休養などが含まれるが，本人ができるようになりたいこと，できる必要があること，できることが期待されてい

---

*1 アメリカの行動主義者。ネズミやハトを用い学習の実験を組織的に行った。パブロフの見出した条件反射を，レスポンデント条件づけ，もしくは古典的条件づけと命名したのもスキナーである。

*2 SST は，カリフォルニア大学ロサンゼルス校のリバーマン（Liberman, R. P.）が考案した，人が社会で生きていくうえで必要な技術を習得するための訓練を行う心理社会的療法である。

*3 カナダ人心理学者。従来の学習理論が，学習する個体自身の経験を前提としていたのに対し，学習が他の個体の行動を観察することでも成り立つことを実証した。

ることなど，個別的な目的や価値が尊重される。

## 2 精神科作業療法の歴史

　1901（明治34）年，欧州留学から帰国した**呉秀三**は，東京府巣鴨病院で病院改革に取り組み拘束具を廃止し**移動療法**を開始した。これが，わが国における作業療法の嚆矢である。

　1919（大正8）年，東京府巣鴨病院が松沢に移転後，**加藤普佐次郎**は精力的に作業療法を展開し，作業療法の前提として開放的処遇が必要であること，同時に作業療法が開放化を促進することを説いた。

　精神症状を標的とする脳手術である精神外科（ロボトミー）は1950（昭和25）年に全盛期を迎えたが，意欲の低下，抑制の欠如など患者の脳に大きな傷跡を残すこととなった。その後療法として編み出された生活療法を提唱したのは，国立武蔵療養所の**小林八郎**である。小林は，生活指導（しつけ療法），レクリエーション療法（あそび療法），作業療法（はたらき療法）を包括する概念として**生活療法**という言葉を用い，その基盤は生活指導にあるとした。精神外科の爪痕は，後療法としての生活療法を必然のものとし，薬物療法の出現は生活療法における管理を容易なものにした[6]。たとえるならば生活療法の生みの親が精神外科だとすると，育ての親は薬物療法であった。ある意味，生活療法の管理体制は，病院運営に一定の近代化をもたらした。しかし増殖し続ける精神病院の中で，すべての入院生活環境の治療化の名の下に管理された患者の在院日数は延長され，院内作業という名の使役が公然と行われた。病院内の生活を治療的に再編しようとした生活療法は，精神病院を収容所と化すことによって自ら破綻したのである[7]。

　生活療法の隆盛と破綻という混乱期を経て，1965（昭和40）年に「**理学療法士及び作業療法士法**」が制定され，国家資格としての**作業療法士**が誕生した。1974（昭和49）年，身体障害作業療法と精神科作業療法の診療報酬が点数化された。現在，精神科作業療法は，早期退院，生活機能維持　改善，退院後の再発防止，社会参加の促進などの目的を果たすために実施され，精神科リハビリテーションの大切な一翼を担っている。

## 3 精神科作業療法の実践過程

　作業療法の実践過程は**図3-1**のとおりとなる。これは，疾患・障害の区別はなく，精神科作業療法も同様の過程で展開される。

　作業療法は，依頼や紹介によって対象者が特定されることから開始され，評価の実施，目標と方針の決定，介入計画の立案を行い，インフォームドコンセントや対象者との契約を経て作業療法を具体的に展開していく。そして，成果・効果の検討を行い必要に応じて目標と方針，介入計画を更新する。この成果・効果の検討から介入計画

**図3-1 ◆ 作業療法の実践過程**

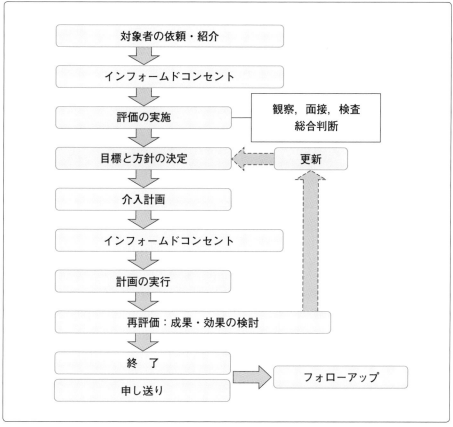

資料　日本作業療法士協会：作業療法ガイドライン（2018年度版）：2019, p.14. より作成.

の更新までのプロセスは，対象者によりよい作業療法を提供するための重要な過程である。また，作業療法士は精神障害リハビリテーションにおける多職種チームの一員であり，作業療法の過程の随所でチームアプローチが行われる。

### 4 回復状態に沿った作業療法の展開

　精神科作業療法の内容は，回復段階に応じて選択される。急性期は活発な幻覚妄想などの精神症状が顕在化する時期であり，休息の確保が重要となる。この時期に作業療法を導入する場合は刺激が過多にならないよう短時間で行う。精神症状による不安や興奮などが漸減していく亜急性期は，作業療法士とのマンツーマンで，あるいは他の患者と場は共有するも同じ活動をすることを求められない場（**パラレルな場**[*1]）で

---

[*1] 作業療法の個人療法の一形態。集団としての制約を受けず，自分の状態・目的に応じた利用が可能で，断続的な参加であっても受け入れられる場。

行う。回復期前期では，作業を媒介として人とかかわり楽しむことで，急性期を脱した後の疲れの回復や生活リズムを取り戻すことを目指す。回復後期の目的は，自分の目指す生活を具現化するための生活スキルの習得や社会資源などを活用できるようになることである。この時期の作業療法は，可能なかぎり外来やデイケアなどで行い，取得した知識やスキルが実際の暮らしで活用できるようにすることが肝要となる。維持期では，生活の質の維持・向上あるいは再燃・再発の予防が目的となる。

## D • 健康自己管理のプログラム

### 1 疾病管理とリカバリー

**疾病管理とリカバリー**（illness management and recovery；IMR）は統合失調症などの重い精神障害をもつ者が，自分の病気について知り管理する方法を学ぶことで，自分の夢や目標の達成を目指すものであり，包括型地域生活支援プログラム（assertive community treatment；ACT），家族心理教育（family psycho-education；FPE），個別就労支援プログラム（individual placement and support；IPS）・援助付き雇用（supported employment；SE）と同様に科学的根拠に基づく実践（evidence-based practices；EBP）を代表するプログラムの一つである。

IMR はその名にあるとおり，リカバリーを志向するプログラムである。疾病管理はリカバリーを実現するための手段であり，目的ではない。リカバリーとは1990年代にアメリカで精神疾患を併せもった当事者の声から生まれたもので，自分の人生をいかに自分らしく生きるかということを大切にする考え方である。換言すれば，病気の回復のみがリカバリーではなく，本人の望みを軸（hope oriented）として生きていくことを意味している。リカバリーはきわめて個別性の高い概念であり，その人が自分自身の言葉でリカバリーを語ること自体がリカバリーにつながるともいえる。

IMR で扱われるモジュール（プログラムを構成する訓練パッケージ）は①リカバリー戦略，②統合失調症／双極性障害／うつ病に関する実践的事実，③ストレス脆弱性モデルと支援方法，④ソーシャルサポートを形成する，⑤薬物療法を効果的に利用する，⑥再発を減らす，⑦ストレス対処する，⑧いろいろな問題や持続性の症状に対処する，⑨あなたのニーズを精神保健システムに適合させる，である。この９つのモジュールを各２～４回にかけてシートなどを用いて，自分の現状を把握し，対処法などを決め，それらを発表するなどして共有する[8]。

IMR はこれまで展開されてきたアプローチを合わせたもので，特有の技法を有しているわけではなく，動機づけ技法，心理教育，認知行動的技法を統合的に用いる。

IMR で情報を効果的に伝えるためには，心理教育的方法を用いる。まず，正しい

知識を当事者や家族に伝えることは，手段であって目的ではないことに留意したい。そして，参加者が情報を入力しやすくするための個別的配慮も必要となる。さらには一方向の講義形式ではなく，スタッフのもつ専門的知識と本人のもつ経験知を持ち寄ることができるように双方向的に進めることも肝要となる。つまるところ，効果的な情報提供とは情報共有することにほかならない。

　IMRは医療機関だけでなく，地域の事業所でも実施されている。医療機関においては，デイケアのプログラムとして実施されることが多く，病棟での実施は限定的である。

## ② 健康自己管理（WSM）とは何か―IMRからの改善点

　**健康自己管理**（wellness self-management；**WSM**）とは，リカバリーのために当事者が主体となって心身両方の健康を自己管理するツールの一つで，ニューヨーク州精神保健局が，IMRの改善点について実践者・プログラム参加者・研究者で検討する場を設け，**オンケン**（Onken, S. J.）らが抽出した「リカバリーの阻害要因と促進要因」[*1]も取り入れ作成したIMRの発展版である。

　リカバリーには，精神疾患の管理に加え，身体的な健康やストレスの自己管理も重要となる。そこで，WSMは**表3-1**のとおり，従前ほぼ取り上げられなかった健康・運動，休養なども含む57課から構成され，また，各課は「大切な情報」「個人用ワークシート」「行動ステップ」の3段階に分け，使いやすいように工夫されている。

　IMRからの改善点は以下の6点をあげることができる。

①プログラムの焦点が，リカバリーと心身両方の健康管理に当てられており，地域生活をより意識した内容となっている。

②グループを対象としながらも，個人でも活用できるので，訪問時も活用可能。

③オンケンらの調査結果を加味して，ストレス対処法や自己管理を重視している。

④各課が簡潔で，ルーチンの質問項目が設定されている。例えば，〈第3部③運動〉のところでは，試してみたい運動が「何か」，それを「いつ」「どこで」するのか，実際行うことを忘れないための工夫は何か，どんな人の助けがあればやれそうか，逆に妨げになるものは何か，という質問を本人が考えることで，円滑に行動に移せるようになっている。

⑤テキストすべてを活用することを推奨しつつ，参加者の特性とニーズに応じて各課を選択して活用することができる。

⑥リーダーには動機づけ技法，教育的技法，認知行動療法的技法が必要となるが，

---

*1　オンケンら（2002）は，膨大な数の当事者インタビューから，リカバリーを促進・阻害する要因を抽出した。リカバリーに影響する要因としては，①社会的基盤，②当事者の個人要因，③希望や目的，④治療や資源の選択，⑤父権主義を自己選択，⑥家族を含めた社会的関係，⑦仕事や教育，⑧ピアサポート，⑨専門家サービスをあげている。

表3-1 ▶ WSM の内容

| 章 | トピック |
|---|---|
| 序章<br>（はじめに） | ①健康自己管理（WSM）とは何か？ 自分にどのように役立ちそうか？（2課）<br>②プログラムを最大に活用する（3課） |
| 第1部<br>リカバリー | ①リカバリーとは何か（1課）<br>②ゴールを設定することはリカバリーを支える（3課）<br>③リカバリーを支えるもの妨げるものを理解する（3課）<br>④文化的経歴と WSM プログラム（1課）<br>⑤自分自身のストレングスと外部の資源がリカバリーを支える（2課）<br>⑥社会的・文化的・そして地域の支援はリカバリーを支える（5課） |
| 第2部<br>良好な心の健康と<br>再発予防 | ①心の健康と精神疾患について役立つ知識（6課）<br>②ストレスと症状に対処する（8課）<br>③治療や精神保健サービスを役に立つように整える（6課）<br>④再発予防：健康自己管理プランを開発して利用する（5課） |
| 第3部<br>健康なライフスタイル（日常生活）を送ることとリカバリー | ①健康なライフスタイルとは何か？ なぜ大切か？（1課）<br>②健康を保つために身体的健康管理サービスを利用する（3課）<br>③運動：楽しみ，健康，そしてフィットネス（1課）<br>④健康な食物と栄養：実際的なコツ（1課）<br>⑤不健康で危険な活動を回避し，減らす（3課） |
| WSM のまとめ | ①健康自己管理プラン（1課）<br>②学んだことの振り返り（2課） |

資料　大島　巌，加藤大慈監：IMR の実践；一人ひとりのリカバリーのために．地域精神保健福祉機構・コンボ，2016, p.143.

ワークブックに技法が織り込まれているのでスキルが十分でない人でも活用できる。

⑦慣れてくれば，参加者がグループリーダーとなりグループを運営することが推奨されている。

## E • 依存症回復プログラム

### 1 依存症とは何か

依存症は，**物質依存**（精神に作用する物質），**行為・プロセス依存**（ギャンブル・

インターネットなど特定の行為），**関係依存**（DV*1・ストーカーなどある特定の人との人間関係）の３種類に分けられる。これらの共通点はコントロール障害，つまり自分の意思で，量・頻度・場所・状況などをコントロールできなくなることにある。

　人が依存症になる原因は，個人の資質や，物質自体がもつ薬理学的な依存性だけでは説明ができない*2。

　現在，依存症専門医の多くからもっとも支持されている説明は，1980年代半ばに**カンツィアン**（Khantzian, E. J.）らによって提唱された「**自己治療仮説**」である。この理論は，依存症の本質を「快感の追及」（正の強化）ではなく，「苦悩の減少・緩和」（負の強化）ととらえるものである。さまざまな苦悩が物質使用を促進する可能性があり，例えばそれは自尊心の低さ・将来の不安・精神障害がもたらす苦悩などとされている[10]*3。

　物質依存者は，物質を用いることでさまざまな苦悩のコントロールを試みるが，その結果，多くの場合物質に自分自身がコントロールされ翻弄されてしまうのである。

　この理論がもたらした重要な功績は，（薬物）依存者に対するとらえ方を，それまでの「快楽をさんざん貪ってきた者」から「物質を用いて苦痛を生き延びてきた者」へと転換し，治療や援助の対象であることを多くの専門職に広めたことにある[11]。

## ② 依存症の回復プログラム

### ◼ SMARPP

　**SMARPP**（Serigaya Methamphetamine Relapse Prevention Program：**せりがや覚せい剤依存再発防止プログラム**，以下，**スマープ**）は，1980年代よりアメリカで広く実施されている統合的覚せい剤依存症外来治療プログラム「マトリックス・モデル（Matrix Model）」を参考に開発されたもので，現在，国内各地で実践*4されている。

　スマープは，週１回90分程度，参加者数人から20人程度のグループセッションとして実施される。グループは治療の機会を逸することがないように途中参加が可能なオープングループとして運営される。１クールの回数はさまざまなバージョンが施行

---

＊1　ドメスティックバイオレンス（domestic violence）は略して「DV」と呼ばれる。日本では「配偶者や恋人など親密な関係にある，またはあった者から振るわれる暴力」という意味で使用されることが多い。

＊2　依存症患者は，節操のない快楽主義者とみなされがちだが，例えば薬物であれば何でも見境なく手を出すわけではない。物質依存者が最終的に選択する物質は必ずしももっとも強い快感と依存性をもつものとは限らないことが，依存症の原因を薬理学的な依存性にのみ帰することの限界の証左となっている。

＊3　カナダのブルース・アレクサンダー博士らは，ラットに対してモルヒネを投与して依存症にさせる実験を行った。檻の中に隔離されたラットは，より自然な環境のなかで飼育されたそれに比べ，モルヒネ入りの餌を大量に消費した。この結果は，動物においても困難な環境のなかで味わう苦痛が物質使用の促進要因となることを示している。

＊4　2006（平成18）年のSMARPP（スマープ）の開始後，翌年には東京都多摩総合精神保健福祉センターで，スマープをサイズダウンした「TAMARPP（Tama Relapse Prevention Program）」がスタートした。さらには，埼玉県立精神医療センター（LIFE），肥前精神医療センター（SHARPP），東京都中部総合精神保健福祉センター（OPEN）でも同様のプログラムが始まっている。

されたが，2015（平成27）年になり１クール24回をおおよそ半年かけて修了する形となった。

　プログラムの流れは次のとおりである。毎回，セッション開始前に，参加者は自分用のカレンダーに１週間の薬物使用状況を記録するシールを貼る。コーヒーとお菓子が用意され，リラックスした雰囲気のなかで「チェックイン」と呼ばれる参加者による近況報告を行う。ここで安心して自分の状況を正直に言える関係性を構築することが肝要となる。ワークブックを毎回のセッションで１回分取り組む。参加者が輪読しつつ，自分自身の体験と照らし合わせて語り，さまざまな対処法を出し合う。解散後に尿検査を行い覚せい剤使用の確認をするが，陽性の結果が出ても司法的対応や家族に伝えることはしない。

　通常の治療（担当医が，週１回〜隔週１回程度の頻度で，５〜16分程度の診察をする）だけをする群に比べて，こうした治療に加えスマープも実施した群では治療継続率が高く，加えて非治療的な社会資源[*1]の利用率が高いことが明らかになっている[12]。

## 2 CRAFT

　**CRAFT**（community reinforcement and family training，**コミュニティ強化法と家族トレーニング**）は，本人が治療を拒否している物質依存症患者の家族向けの援助プログラムである。**メイヤーズ**（Meyers, R. J.）らによって開発され，カナダではギャンブル依存症患者の家族にも応用されている。

　依存症治療において最初に相談に来る者[*2]は，多くの場合家族であり，家族支援は患者の回復の鍵となる。家族は本人の依存行動を何とか止めさせようとするが奏功なく疲弊し，ついには絶望感と諦観に支配されることも少なくない。また，ほとんどの家族はこの問題を恥じ，自責感に苛まれ孤立状態となりがちである。したがって，家族が本人にとってのもっとも身近な支援者であることだけでなく，１人の生活者としての家族を支援する必要がある。

　CRAFT の目標は①患者が治療につながること，②患者の依存行動が減ずること，③家族自身が感情・身体・対人関係面で楽になること，以上の３つである。この目標を達成するために，１回１時間程度のセッションを個人あるいはグループで12回行うのが基本的な方法となる。

　CRAFT ではこれまで家族が取り組んできたが残念ながら奏功がなかった**イネイブ**

---

＊1　精神保健福祉センターなどの保健行政機関，自助グループ（AA：Alcoholics Anonymous/NA：Narcotics Anonymous/GA：Gamblers Anonymous），ダルク（DARC：Drug Addiction Rehabilitation Center）などの民間回復施設などがある。
＊2　ファースト・クライエント（first client）といい，家族内の問題を初めて外部に相談して支援を求めた人を指す。

リング（enabling）*1行為を減らし，コミュニケーション方法を改善することで，患者との関係性を変えるためのトレーニング・プログラムである。

　患者の治療導入率比較研究では，家族に自助グループへの参加を勧めるやり方の成功率が10％，古典的な直面化介入技法（ジョンソンモデル）の成功率が30％であるのに比べ，CRAFT の成功率は64％を超えており，そのエビデンスも蓄積されている[13]。

### ③ ハームリダクション

　薬物対策の両輪は，「供給の低減」（supply reduction，危険な薬物に対する取締強化）と「需要の低減」（demand reduction，薬物乱用防止，薬物依存症の治療）である[14]。しかし，いくら綿密に対策をしても，現実的には薬物使用をする人はゼロにはならない。そこで，薬物使用によって惹起される問題を低減するための方策も必要となる。

　薬物問題に対する方法・考え方，社会的選択の一つとして，「被害*2低減」（harm reduction，以下，ハームリダクション）がある。これは，個人が，健康被害や危険をもたらす行動習慣（合法違法を問わない）を直ちにやめることができないとき，その行動に伴う害をできるかぎり少なくすることを目的とする公衆衛生上の実践，方略，指針，政策を指す。これは，1970年代のヨーロッパにおいて，薬物使用に対する不寛容・禁止主義政策へのオルタナティブ（代替案）として始まったが，断薬を否定するものではなく，むしろ補完関係にあることに留意すべきである。欧米における薬物乱用の状況は，わが国と比較にならないほど深刻だが，いくら厳罰化を進めても限界があること*3からこの方法をとる国*4もある。

　ハームリダクションの具体的なプログラムには，①注射針交換プログラム（注射針の汚染による感染症の蔓延を防止），②プライマリ・ヘルスケアの窓口，③安全な注射場所（ユーザースペース）の確保，④麻薬置換療法［離脱症状（禁断症状）を抑えるために代替麻薬を利用する］，などがある。

　ハームリダクションへの批判としては，薬物利用者の蔓延を助長することへの懸念や，そもそも違法なものに公的かつ慈善的なサービスに対して資金を使うことへの否

---

*1 例えば「飲酒問題の後始末」「尻拭いをする」など，依存症者を手助けすることでかえって依存症の回復を遅らせてしまう周囲の人間の行為のこと。
*2 健康的被害としては，依存症になること，HIV 感染，過剰摂取による失命などがあり，社会的被害には，周囲との人間関係の悪化，失職・退学などがある。
*3 例えば，1971年，アメリカのニクソン大統領は，莫大な予算を投じ薬物への厳罰化を図る「薬物戦争」政策を開始したが，国内の薬物消費量は増加の一途をたどり，関連する犯罪や健康被害も激増した。
*4 ヨーロッパ，カナダ，オセアニアでは，ハームリダクションは薬物依存症対策の主流となっている。ヨーロッパにおける先鞭をつけたのは，2001年にポルトガルが行った薬物政策である。あらゆる薬物の少量所持や使用を許容し，刑務所収容ではなく社会での居場所をつくり治療プログラム利用を促した結果，国内での薬物の過剰摂取による死亡，HIV 感染が大幅に減少した。

定など主に厳罰主義を支持する立場からのものが多いが，それ以外では，リスキーな薬物使用者を排除してしまう側面に着目し，厳罰政策が理論的にすべての薬物使用者を排除するとすれば，ハームリダクションは理論的にすべてのリスクテイカーを排除するというダークサイドを有しているという指摘もある[15]。

### 4 依存症回復プログラムの要諦

「依存」を完全に断ち切れば，自立できると考えるのは単なる幻想にすぎず，それは自立ではなく孤立にほかならない。

依存症からの回復は，依存先を断ち切ること（independence）では決してない。むしろ，依存薬物以外に，新たな依存先を開拓すること（multi-dependence）である[16]。**アディクション**（依存，酒や薬に溺れた状態）の対義語は，しらふであることや薬を使っていない状態であることではなく，**コネクション**（人とのつながりのある状態）といえる[17]。

薬物依存回復プログラムは，薬物という「物」を規制・管理・排除することではなく，痛みを抱えた孤立した「人」を支援することに重点を置く必要がある[18]。

## F ・ デイケアプログラム

### 1 精神科デイケアとは何か

**精神科デイケア**[*1]とは，精神障害者が日中，施設や病院に通い，集団活動を通じて治療や社会生活の訓練，支援などを受けるものである。精神科病院・診療所におけるデイケアのほか，保健所（社会復帰相談指導事業）でも実施されている。国際的にはデイホスピタル（day hospital）という言葉のほうが理解されやすい。

精神科デイケアは，1日に実施する標準時間と1日の利用人数限度によって区分され，診療報酬点数が異なっている[*2]。

デイケアのプログラムは，グループワーク・スポーツ・芸術活動・調理など課題別（活動別）プログラム（オモテのプログラム）だけでなく，スタッフミーティング情報交換，個別面接，家族支援など（ウラのプログラム）が充実していなければ治療効果は期待できない。ウラのプログラムが豊かになってプログラムは厚みを増し，その厚みの程度に応じて利用者同士・利用者とスタッフの間の対人交流が発展すると考えられる[19]。オモテのプログラムのみということは，要はプログラムのやりっぱなし

---

＊1 公文書ではデイ・ケアと表記されるが，ここでは日本デイケア学会に倣い，デイケアと表記する。
＊2 ショート・ケア：3時間，小規模20人（275点），大規模50人・70人（330点）／デイ・ケア：6時間，小規模30人（590点），大規模50人・70人（700点）／ナイト・ケア：午後4時〜開始の4時間，規模20人（540点）／デイ・ナイト・ケア：10時間／規模30・50・70人（1,000点）

であり，方法の目的化ともいえる。

## 2 精神科デイケアの歴史

1946年，カナダのモントリオールで，**キャメロン**（Cameron, D. E.）は入院治療の拡大・補完を目的に，退院患者のアフターケアと再発防止に重点を置いた**デイホスピタル**を開始した。1948年，イギリスのロンドンにおいて，**ビエラ**（Bierer, J.）は入院中心の精神医療の限界を指摘し，精神病院の代替物としてデイホスピタルに取り組んだ。ここでは，医師・看護師・PSW などがチームを組み，多様なプログラム（個人療法・集団療法・レクリエーション療法・芸術療法など）を展開した。

わが国における精神科デイケアは，1953（昭和28）年，浅香山病院で**長坂五郎**らが退院者および外来患者の希望者を募り試行したことが，はじまりといわれている。1958（昭和33）年，ワシントンで開催された「デイホスピタル会議」に，国立精神衛生研究所（現・国立精神・神経医療研究センター　精神保健研究所）の成人精神衛生部長だった**加藤正明**が参加し，わが国にデイケアの発想と方法を土産として持ち帰り，精神科デイケアの実践的研究を開始した。1962（昭和37）年に始まった渋川診療所の**桂アグリ**による「ひるま病室」が，わが国の精神科クリニックにおけるデイケアの嚆矢といわれる。これらがわが国における精神科デイケアの先駆的取り組みとなる。いずれも診療報酬化前の取り組みであったことに注目すべきであろう。その後，1974（昭和49）年に精神科デイ・ケアは，診療報酬上で点数化された。次いで，1986（昭和61）年にナイト・ケア，1996（平成 8）年にデイ・ナイト・ケア，そして2006（平成18）年にショート・ケアが点数化された。2016（平成28）年度の精神保健福祉資料[*1]によれば，もっとも多いのが精神科デイ・ケアで1,537カ所，次いで精神科ショート・ケアが1,261カ所，精神科デイ・ナイト・ケアが411カ所，精神科ナイト・ケアが164カ所となっている。

## 3 精神科デイケアの果たしてきた役割

精神科デイケアはわが国の精神科リハビリテーションを進める大きな原動力になってきた。その果たしてきた役割は以下のとおりといえる[20]。

①多職種協働チームの実現：多職種連携によるチームアプローチを展開する舞台を精神科デイケアは提供した。

②精神障害者の主体性の保証：多様なメニューを「選択」する機会が精神科デイケアにはあること，メンバーがプログラムを創っていくという形でデイケア運営への参画も可能であることが，主体性の保証につながった。

---

*1 630調査とも呼ばれる。精神科病院，精神科診療所等および訪問看護ステーションを利用する患者の実態を把握し，精神保健福祉施策推進のための資料を得ることを目的に，毎年 6 月30日付で厚生労働省社会・援護局障害保健福祉部精神・障害保健課が実施している。

③多様な心理社会的治療の提供：SST や心理教育など新たな心理社会的治療の導入と普及は，まずデイケアが舞台となることが少なくなかった。

　精神科デイケアは，SST や家族心理教育，CBT などの治療技法と並列に論じられるものではなく，むしろ精神科病棟や ACT などと並べて称される構造をもった治療装置であって，そのなかでさまざまな治療技法の実施が可能となった[21]。

## 4　精神科デイケアの課題

　精神科デイケアの抱える課題は，量的課題から質的課題に移行しているといってよい。2009（平成21）年に発表された今後の精神保健医療福祉のあり方等に関する検討会報告書「精神保健医療福祉の更なる改革に向けて」では，以下の点を課題としてあげている。

　①精神科デイケアの独自性：デイケアの対象者，利用目的，実施内容が福祉サービスと重複している場合が少なくない。

　②新たな医療ニーズへの対応の必要性が高まっているが，依然としてデイケアの中心的利用者は統合失調症である。

　③利用期間の長期化：デイケアの漫然とした長期にわたる頻回・長時間の利用については，是正を図るべきではないか。

　利用期間の長期化の課題の本質は，長期化が生じている背景にある。一つに，利用目的が利用者とスタッフ間で共有されず不明確である場合，目的が明確でもそれを達成する機能をデイケアが十分に有していない場合，さらには経営安定のための利用者の囲い込みという事例さえある。このような状況を受け2016（平成28）年の診療報酬改正では，デイケア利用 1 年超えの場合は，週 5 回を限度とし週 3 日を超えての算定は一定の要件[*1]を満たすことが必要になった。また，精神疾患による 1 年以上の長期入院歴のある患者およびショートケアを除き，3 年を超えるデイケア利用患者が週 3 日以上通うときには，4 日目から減算となった。

　ところで，精神科デイケアの目的とは何であろうか。クルクホルンらは重度障害者の心理療法を行う立場から，リハビリテーションの目標を「なすこと（doing）」から「あること（being）」に移すべきとした[22]。とかく「なすこと（doing）」に焦点が当てられがちな現状にあって，この主張を対象が限定された過去のものとするのは早計のように思われる。doing のための being だけでなく，being そのものの価値を問い直すことが精神科デイケア，ひいては精神障害リハビリテーションのあり方を考えるうえで必要である。

---

＊1　①週 3 日を超えるデイ・ケア等の提供が医学的にとくに必要と判断されること，②精神保健福祉士が聴取した患者の意向に沿った診療計画に基づいて実施されること，③当該保険医療機関において，デイ・ケア等の提供が週 3 日を超える患者の割合が 8 割未満であること。

## Ⅱ 職業的リハビリテーションプログラム

　障害者の職業的リハビリテーションに関して，**国際労働機関**（International Labour Organization；**ILO**）は1955年の**障害者の職業リハビリテーションに関する勧告**（**ILO勧告第99号**）の中で，障害者がその身体的および，精神的能力を回復させ，社会的，職業的および経済的役割を最大限に回復できるために，個々の障害者の希望を満たし，人的資源を利用することで，医学的，心理的，社会的および教育的施設，職業指導，職業訓練，職業紹介を継続的，総合的に進めること，また，障害者の雇用機会を増大する方法，保護雇用などについても勧告している。

　さらにILOは1983年の**障害者の職業リハビリテーション及び雇用に関する条約**（**第159号条約**）において，批准国は「正式に認定された身体的または精神的障害の結果として，適当な職業に就き，それを継続し，それにおいて向上する見込みが相当に減少している者」のために適切な職業的リハビリテーションの対策を講じ，雇用機会の増進に努めるものとしている。

　**世界保健機関**（World Health Organization；**WHO**）は1968年に「医学的リハビリテーションに関する専門家委員会」を開催し，リハビリテーション全般の定義と「医学的リハビリテーション」「職業的リハビリテーション」「教育的リハビリテーション」「社会的リハビリテーション」の各分野の定義について議論した。この中で職業的リハビリテーションを「障害者が適切な雇用状態に就き，それを維持することを目的とする。職業指導，職業訓練，選択雇用などの職業的サービスの措置である」としている。

　また，日本では「**障害者の雇用の促進等に関する法律**」（**障害者雇用促進法**）において，障害者の雇用義務等に基づく雇用の促進等のための措置や，雇用分野における障害者と障害者でない者との均等な機会および待遇の確保，ならびに障害者がその有する能力を有効に発揮することができるようにするための措置を実施すること。さらには，職業リハビリテーションの措置その他障害者がその能力に適合する職業に就くこと等を通じてその職業生活において自立することを促進するための措置を総合的に講じることで，障害者の職業の安定を図ることを目的としている。対象としては，身体障害，知的障害，精神障害（発達障害を含む）その他の心身の機能の障害があるため，長期にわたり，職業生活に相当の制限を受け，または職業生活を営むことが著しく困難な者としており，幅広い対象としている。

　法第2条において職業リハビリテーションの用語の意義として，「障害者に対して職業指導，職業訓練，職業紹介その他この法律に定める措置を講じ，その職業生活における自立を図ることをいう」としており，第8条に職業リハビリテーションの原則

として「職業リハビリテーションの措置は，障害者各人の障害の種類及び程度並びに希望，適性，職業経験等の条件に応じ，総合的かつ効果的に実施されなければならない」（第1項），職業リハビリテーションの措置は，必要に応じ，医学的リハビリテーション及び社会的リハビリテーションの措置との適切な連携の下に実施されるものとする」（第2項）とされている。

本法は，1960（昭和35）年「**身体障害者雇用促進法**」として成立し，身体障害のみを対象とし，障害者の**法定雇用率**を導入した。その後，知的障害が対象となる改正が1997（平成9）年に行われ，精神障害も対象となるよう2013（平成25）年に改正され，併せて雇用率も改訂されてきた経過を積み重ねてきている法律になる。

これらのことから，職業的リハビリテーションは，「働く」ことをキーワードに，「働きたい」という希望を実現するために，個人の状況や環境，生活面を含めた総合的な支援が展開されるものである。それによって労働の対価としての賃金を得る，自立した生活を送るなどの多面的活動であり，一連のプロセスである。最終的には，権利の回復としてのリカバリーにつながるものと考えられる。

## Ⓐ ● 就労準備プログラム

**就労準備**は，**職業レディネス**（準備性）とされ，働くに際しての職業生活に必要な個人の体力や仕事に対する意識，対人技能，職務遂行に必要な能力や準備状況をアセスメントされていることを指す。個人の職業能力については，**図3-2**[23)]に示されているように，全体像を4つの階層に表すことができるとしている。最下層の「疾病・障害の管理」は，基本的日常生活面の維持が主なものになり，清潔や健康の自己管理，服薬などの内容である。次に「日常生活の遂行」は，基本的日常生活を展開するという面があり，学習であったり，対人コミュニケーションであったり，地域社会の中で社会生活を営むことなどといったものである。その上段の「職業生活の遂行」になると，より職業生活を意識したものとなり，基本的な職業ルールの理解や作業遂行の能力や態度，対人関係の姿勢，求職活動や面接技能が該当する。最上段の「職務の遂行」は，実際に職業に就きその業務を遂行するなかで，技術の学習や応用，興味や関心，トレーニングの可能性などとされている。これらは，職業生活を維持するための支援者側が整理するための視点であり，実際は，過去の体験やこれまでの就業生活で経験されてきたものがベースとなり，支援のなかで本人に取り組んでもらうもの，企業側に配慮してもらうもの相互の調整が大切である。

プログラムとしては，図3-2の中にあるように生活支援と就労支援の段階による濃淡がある。実際の職務に就いた状況であれば，職場内での**OJT**（on the job training）や**Off-JT**（off the job training）があげられる。具体的な作業手順の理解と実行，報告・連絡・相談方法のルールや内容，同僚とのコミュニケーションなど

**図3-2 ◆ 個人特性の階層構造と支援**

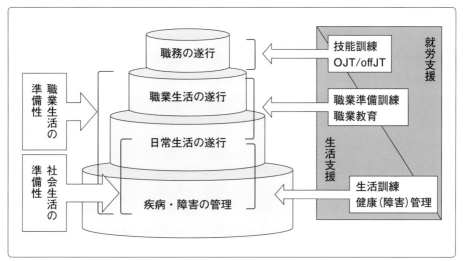

文献23）より引用.

が含まれる。

その前段階としては，職業準備訓練・職業教育があげられる。訓練・教育という表現には厳しいイメージがあるかもしれないが，内容としては，働くこと，働き続けることを目的として，自分に合った働き方を知る機会を体験することなどである。どのような職業が向いているのか，どのような職の探し方がよいのか，実際に類似する作業を試行することで，自分自身の向き不向きを体感するのである。また，職場での必要なコミュニケーションの練習や履歴書の書き方，面接の方法などの講義の受講などを実施するプログラムが考えられる。

次に，生活訓練や健康管理としては，希望する職業生活を支えるために，生活や疾病管理をどのように整えておくかということがプログラムの中心になる。自分でできる部分は準備の必要はないが，苦手なこと，得意でないものに関しては，支援者と他の方法で代替ができるものなのか，他のサービスを利用することや導入することでカバーできるものなのかなど，本人と相談しながら整えていくことが望まれる。これらのプログラムを実施するにあたり，IMRや心理教育プログラム，SST，認知行動療法などを活用したものが取り入れられ展開されている。

## B ● 援助付き雇用モデル

アメリカにおいて，1986年にリハビリテーション法が改正され，その後，**援助付き雇用**（supported employment）が法制化された。この法律における援助付き雇用とは，①障害が重度であり，一般雇用が困難であった，または，就職はしても継続的

な就労が困難であった人が対象，②常用雇用（パート・アルバイト，週20時間以上・最低賃金以上が支払われる仕事），③職場では障害をもつ人と障害をもたない人が一緒に働いている，④就労継続のため継続的なサービス（交通機関の利用，身辺介助，家族相談など）を受けることができる環境，の4要素を満たすものとされている。

　援助付き雇用が目指しているものは，精神障害等の困難や経験をもつ人たちが，そのような経験をもたない人と同じ環境の中で，共に職に就き，働き続けることであり，支援サービスが継続されることによりリカバリーを推進，サポートすることになることである。

　これまでの援助付き雇用の多くは従来の「訓練してから職に就く」（train then place）という，一般雇用の仕事に就く前の準備訓練・教育訓練，保護的な環境における実習などの段階的な職業リハビリテーションが中心であった。一方，（個別）援助付き雇用は，「職に就いてから訓練」（place then train）として転換した方法論である。この手法を具体的に説明すると，対象者が職場に就労してから，その職場で必要な知識・技術を身につけられるように支援を行う。これは，職場との相性（マッチング）が前提である。例えば，CAD（computer aided design）スキルのない人がそのスキルの必要な職場に入ることや，コンピューターのプログラミングができない人がプログラマーの仕事に就き，それから訓練するということではない。しかしながら，細かい職場内のルールや作業内容などは，実際の職場でないとわからない場合が多く，実際の場面でしかトレーニングすることができない。これは，実習などのOJT制度を採用している業種の職場の考え方と同じになる。援助付き雇用の対象者は，一般的な職場であれば，支援者が一緒にその職場に入り，その人が職場の仕事を覚え，定着できるまで支援を提供することが可能となる。また，障害者を多く受け入れている企業では，職場の担当者がその支援者役を担う場合もある。

　（個別）援助付き雇用では，**就労支援の専門家**（employment specialist；**ES**）と生活支援担当者がチームを組んで一貫して個別支援を展開することで，就業生活に必要な生活面の支援をしながら，希望する形での就職活動を同時に進めていくことが可能となる。このような就労支援と生活支援のチーム支援が行われることで，事前の生活を整える時間を費やし，その間に準備訓練をして，生活リズムが整ったら就職活動をする，という従来の考え方に基づく支援は必要がなくなる。本人の「働きたい」「仕事をしてみたい」というきっかけをスタートにして，就労支援活動を実施することができる。このタイミングを逃さずに，就労支援を始められ就職活動につながるかどうかは，手厚いチーム支援が支援開始時に作れるか，あるいは構築できるかにかかっている。

　この本人の「働きたい」「仕事をしてみたい」という気持ちは，実際の就労支援活動と就労継続に影響する。同時に，この気持ちに関してのアセスメントが必要になる。なぜなら，「働きたい」の背景に，家族からのプレッシャーや周囲との比較から

の焦りなどの存在があるからである。どうして「働きたい」のかという気持ちを本人と生活支援担当者とが共有することが大切になる。

これまで一度も就職をしたことのない人，何年も労働環境とブランクのある人などは以前の失敗体験から，就労に向けて活動が始まることで，不安や心配といった心の揺れを体験するかもしれない。ESは，本人が希望や目標を見失わないように就労支援活動を支える役割を担う。また，生活面についても崩れないように生活支援担当者が支えることができる。このようなチーム支援により，本人は立ち止まって考えたり，横道に逸れたり，迷ったりしながら，自分で決めた方向に進めるように支援を行う。

ESは役割の名称であり，専門資格の名称ではない。一般的には「**職場適応援助者**」（**ジョブコーチ**）と呼ばれることが多く，労働関連の知識や技術，さらには精神保健医療福祉領域の知識と経験があれば，前提となる専門資格は重要ではない。実際の支援機関では，精神保健福祉士，作業療法士，看護師の国家資格者が活動している。

就労支援担当者の役割として，以下のようなものがある。

①企業と関係性の構築ができる人

　　利用者個々のニーズに併せた職場開拓および求人とのマッチング，雇用主である人事担当者との関係性構築，企業支援。

②「仕事をする」ことに，ハイサポートで挑戦できる人

　　利用者の挑戦を支える支援であり，就職前から就職活動中，就職後までの時間と行動を共にするエネルギーと創意工夫。

③ラインケアに理解がある人

　　「職場のメンタルヘルス」と同様に管理職が実施する社員のケアの要素を継続的にフォローしていくなかで，職場内のラインケアをアセスメントする。

## C • IPSモデル

**IPS**（Individual Placement and Support，個別職業紹介とサポート）は，アメリカで1990年代前半に開発された就労支援モデルである。日本などでも数多くの研究が行われ，一般就労率の向上などの有効性が実証されている手法であり，科学的根拠に基づく実践（EBP）の代表的な一つである。EBPとは，無作為化比較研究などで効果的であると証明され，事実や根拠に基づいたプログラムである。IPSの8つの基本原則を**表3-2**に示した。

IPSと従来の就労支援との比較では，従来の支援は，施設内での職業前訓練やアセスメント（査定），職業準備性を重視し，整った状態を維持することで，職場への導入を実施し，定着支援を行っていた。また，準備期間に多くの時間を費やし，事業所の都合を優先される場合があった。IPSでは職業準備性ができている，できていない

**表3-2 ▶ IPS の基本原則**

| | |
|---|---|
| 1 | 希望すれば誰でも支援対象とする |
| 2 | 精神保健福祉医療サービスと統合・連携された支援 |
| 3 | 就労準備や障害程度を前提にせずに一般就労を目指す |
| 4 | 支援は地域の中で提供される |
| 5 | 就労収入のほか，経済的相談支援 |
| 6 | 就労後も個々に合わせた支援を継続実施する |
| 7 | 利用者の好みや選択に基づいて職場開拓を実施する |
| 8 | 多職種・多機関で支援を実施する |

などの判断をせず，本人の希望や自己実現をベースに支援を展開する。本人，興味・関心，長所をどのように生かすことができるかを考えながら，職場への導入・定着支援を実施している。よって IPS では，「train then place，保護的な場で訓練する」という伝統的なやり方よりも，「place then train，現場に出て仕事に慣れる」というやり方を重視する。また，職探しや障害開示の有無，職場への支援は，事業所や支援者側の都合ではなく，本人のスキルや興味・選択に基づき，素早く職場開拓が行われ，職場の中にジョブコーチとして出て行き，そのなかでの支援を継続していく。また，IPS の**フィデリティ尺度**（fidelity scale）が開発されており，この尺度に忠実な実践であるほど，有効性が高いことが示唆されていることから，自分たちの実践の確認に有効なものとなる。

## D ・ 復職支援プログラム

　**復職支援プログラム**は，職業的リハビリテーションプログラムの中では，統合失調症を主たる対象とした他のプログラムとは異なり，うつ病など心の健康問題により休業している労働者が増加しているとする調査結果や，近年，過重労働による自殺やうつ病などの発症に伴う精神疾患による労災申請件数の上昇等により，健康診断や生活習慣病への取り組みとともに，厚生労働省は「**労働者の心の健康の保持増進のための指針**」[メンタルヘルス指針，2006（平成18）年3月策定，2015（平成27）年11月30日改正]を定め，職場におけるメンタルヘルス対策を推進してきた。また，近年の調査結果などから休業後の職場復帰支援がスムーズに進まないことなどが明らかとなっており，さらには，職場復帰支援に関する社会的ニーズも高まっている。「**リワークプログラム**」といわれる精神科デイケア，作業療法などの取り組みや，企業で実施される **EAP**（Employee Assistance Program，**従業員支援プログラム**）や**リハビリ出勤**など複数の取り組みがある。

2020（令和 2 ）年に事業所向けのマニュアルとして厚生労働省が作成した『心の健康問題により休業した労働者の職場復帰支援の手引き～メンタルヘルス対策における職場復帰支援～』[29] の中では，職場復帰支援の基本的な考え方として，以下のような内容が述べられている。

## 1 職場復帰支援プログラム

心の健康問題で休業している対象者本人が，職場にスムーズに復帰し，業務を継続できるようにするため，休業開始時から通常業務への復帰までの計画を事前に検討しておく必要がある。また，事業主は，衛生委員会等において現況を把握し，産業医等の助言を受け，個々の職場の実態に併せたプログラムを計画し，組織的かつ計画的に行われるよう取り組むことが大切になる。

職場復帰支援プログラムでは，職場復帰の標準的な流れを示し，対応する手順や内容および関係者の役割等について定め，プログラムを円滑に実施するために必要な事業所内の体制の整備を行う。プログラムや関連規程等および体制については，対象者，管理監督者および事業所内産業保健スタッフなどに対し，教育研修の実施等により周知を行う。

## 2 職場復帰支援プラン

実際の職場復帰支援では，職場復帰支援プログラムに基づき，個々の支援対象者ごとに具体的な職場復帰計画を作成する。そのうえで，プライバシーへの配慮し，事業所内産業保健スタッフ等を中心に，十分な理解と協力を行いながら，主治医と連携を図り取り組む。

## 3 主治医との連携など

心の健康問題がどのような状態であるかの判断は多くの事業所や管理監督者にとって困難であり，心の健康問題を抱えている対象者への対応は，個々の支援対象者ごとに柔軟に行う必要がある。そのため主治医との連携が重要となり，職場復帰支援においては，職場配置，処遇，労働条件，社内勤務制度，雇用契約等の適切な運用を行う必要がある。

職場への復帰を進めるにあたって留意しなければならないことは，心の健康問題の特性として，本人や家族，職場において，心の問題についての誤解や偏見が存在しているということを踏まえて対応することである。また，職場復帰をスムーズに進めるためには，休業していた本人と共に，その同僚や管理職に対して過度の負担がかからないように配慮する必要がある。さらには，家族の理解や協力も重要であることから，家族に対して，職場復帰に関する必要な情報を提供する等の支援が望まれる。

職業リハビリテーションの領域，とくに産業保健領域で連携する主な職種として，以下の職種が相談支援を実施していることから，精神保健福祉士としては，連携先窓口や職種の特徴，役割を把握しておく必要がある。

○産業医

　働く方が健康で快適な作業環境の下で仕事が行えるよう，産業保健・労働衛生の専門的立場から指導・助言を行う医師をいう。健康障害の予防など，心身の健康を保持増進することを目指した産業保健活動を，産業保健スタッフのリーダー的立場として行う。50人以上の働く方がいる事業場に選任義務がある。

○労働衛生コンサルタント

　労働衛生に関する高い専門知識と，豊富な実務経験に基づいた指導力をもち，事業者からの依頼によって事業場の診断や指導を行う専門家のことである。医師であれば産業医活動を行える資格の一つである。

○衛生管理者

　50人以上の働く方がいる事業場に選任義務があり，働く方の健康障害を防止するための作業環境管理，作業管理および健康管理，労働衛生教育の実施，健康の保持増進措置などを行う役割がある。

○安全衛生推進者または衛生推進者

　10人以上50人未満の働く方がいる事業場に選任義務があり，健康教育，健康相談，そのほか働く方の健康の保持増進など，職場の安全・衛生に関する業務を担当する。

○社会保険労務士

　労務管理や労働・社会保険の専門家として，労働社会保険などの書類作成代行や手続き代行，労務管理や安全衛生・社会保険に関する相談などを行う。メンタルヘルス分野に関しては，休職から復職への労務管理を含むメンタルヘルス対策全般についてコンサルタント業務や就業規則の策定・改定などの支援を行う。

○弁護士

　法的手続において当事者の代理人，被告人の弁護人として法廷で主張・弁護等を行うほか，各種の法律に関する事務を行う。同様に労働分野では賃金の未払い，サービス残業，不当解雇，雇い止め，職場のメンタルヘルス対策（セクシャルハラスメント，パワーハラスメント含む），労災事故等の相談業務から訴訟対応などを行う。

○司法書士

　弁護士によらない訴訟などの際に裁判所等に提出する書類の作成業務を行ったり，関連する相談を受けたりすることができる。さらに，一定の司法書士は簡易裁判所の訴訟については代理業務が行える。労働分野に関しては，解雇，雇い止め，職場のメンタルヘルス対策（セクシャルハラスメント，パワーハラスメント含む），労災事故等について，訴訟対応（書類作成や簡易裁判所の代理業務）や関連する相談業務などが行える。なお，登記や供託に関する手続の代理業務も行っている。

○産業カウンセラー

　一般社団法人日本産業カウンセラー協会の産業カウンセラー養成講座を履修し，産業カウンセラー試験に合格した者をいう。働く方全員を対象とし，メンタルヘルスに関するさまざまな教育・研修や，職場における人間関係やストレスに悩む方のカウンセリングとケアを行う。

## E ● 就労定着プログラム

　**就労定着支援**は，新規に働き始めた方，復職された方などが就業した後にフォローアップを適宜，実施することによって，職場定着を図ることを主たる目的としている。しかし，就労を維持するためには，生活も維持することが大切なポイントとなる。仕事のスキルやノウハウなどの向上を図りながら就労定着させる視点だけはなく，就業生活全体を支える視点をもつことが大切になる。

　仕事と生活のバランスをみながら，「就業生活に慣れてきたであろうか」「無理していないであろうか」「生活リズムは乱れていないであろうか」「余暇は楽しめているであろうか」など，そのために就業・生活リズム・医療・余暇・食生活など，自所属だけではカバーし切れない要素も多くなるため，自所属以外でも多角的に支えられるように，関係機関のコーディネートを提供できるような連携構築を支援機関側が調整できることが望まれる。

　「障害者の日常生活及び社会生活を総合的に支援するための法律及び児童福祉法の一部を改正する法律」の施行に伴い，新たな障害福祉サービスとして2018（平成30）年４月から実施されている。また，令和３年度障害福祉サービス等報酬改定において，就労定着支援事業については，報酬算定にあたって「**支援レポート**」の作成が必要となるなどの見直しが行われている。これらの取り組みにより，一人でも多くの「働きたい」の実現につながってほしいと考える。

## F ● 実施機関

　職業的リハビリテーションを実施する機関として，精神保健福祉士は，施設の特徴や種別，各事業所が提供しているサービス内容について，常に情報収集し，支援を展開するために把握している必要がある。

### 1 就労移行支援事業所

　**就労移行支援事業**は，「**障害者の日常生活及び社会生活を総合的に支援するための法律（平成17年法律第123号）**」（以下，**障害者総合支援法**）上の福祉サービス事業として規定され，実施されている。障害者総合支援法第５条第13項に「『就労移行支援』

とは，就労を希望する障害者につき，厚生労働省令で定める期間にわたり，生産活動その他の活動の機会の提供を通じて，就労に必要な知識及び能力の向上のために必要な訓練その他の厚生労働省令で定める便宜を供与することをいう」とされており，「障害者の日常生活及び社会生活を総合的に支援するための法律施行規則（平成18年厚生労働省令第19号）」（以下，障害者総合支援法施行規則）の第6条の9（法第5条第13項に規定する厚生労働省令で定める便宜）に「法第5条第13項に規定する厚生労働省令で定める便宜は，就労を希望する65歳未満の障害者又は65歳以上の障害者（65歳に達する前5年間（入院その他やむを得ない事由により障害福祉サービスに係る支給決定を受けていなかった期間を除く。）引き続き障害福祉サービスに係る支給決定を受けていたものであって，65歳に達する前日において就労移行支援に係る支給決定を受けていたものに限る。）であって，通常の事業所に雇用されることが可能と見込まれるものにつき，生産活動，職場体験その他の活動の機会の提供その他の就労に必要な知識及び能力の向上のために必要な訓練，求職活動に関する支援，その適性に応じた職場の開拓，就職後における職場への定着のために必要な相談その他の必要な支援とする」としている。

　利用の対象者は，一般就労等を希望し，知識・能力の向上，実習，職場探し等を通じ，適性に合った職場への就労等が見込まれる障害者とされており，休職者については，所定の要件を満たす場合に利用が可能となっており，復職した場合に一般就労への移行者となるとされている。また，65歳に達する前5年間障害福祉サービスの支給決定を受けていた者で，65歳に達する前日において就労移行支援の支給決定を受けていた者は，当該サービスについて引き続き利用することが可能となっている。

　実際のサービス内容は，一般就労等への移行に向けて，事業所内での作業等を通じた就労に必要な訓練，適性に合った職場探し，就労後の職場定着のための支援等を実施する。また，通所によるサービスを原則としつつ，個別支援計画の進捗状況に応じ，職場実習等によるサービスを組み合わせた支援を実施する。利用期間は，利用者ごとに，標準期間（24カ月）内で設定する。

　ただし，市町村審査会の個別審査を経て，必要性が認められた場合に限り，最大1年間の更新が可能となっている。

　**就労移行支援事業所**に配置される職員およびその員数は，次のとおりである。
　①サービス管理責任者
　②職業指導員・生活支援員　6：1以上
　③就労支援員　15：1以上

## 2 就労継続支援事業所

　**就労継続支援事業**は，障害者総合支援法上の福祉サービス事業として規定され，実施されている。障害者総合支援法第5条第14項に「『就労継続支援』とは，通常の事

業所に雇用されることが困難な障害者につき，就労の機会を提供するとともに，生産活動その他の活動の機会の提供を通じて，その知識及び能力の向上のために必要な訓練その他の厚生労働省令で定める便宜を供与すること」と定められており，障害者総合支援法施行規則第6条の10において，「法第5条第14項に規定する厚生労働省令で定める便宜は，次の各号に掲げる区分に応じ，当該各号に定める便宜とする。

　一　就労継続支援A型　通常の事業所に雇用されることが困難であって，雇用契約に基づく就労が可能である者に対して行う雇用契約の締結等による就労の機会の提供及び生産活動の機会の提供その他の就労に必要な知識及び能力の向上のために必要な訓練その他の必要な支援

　二　就労継続支援B型　通常の事業所に雇用されることが困難であって，雇用契約に基づく就労が困難である者に対して行う就労の機会の提供及び生産活動の機会の提供その他の就労に必要な知識及び能力の向上のために必要な訓練その他の必要な支援」とされている。

　就労継続支援事業所は，障害者総合支援法施行規則に規定されているとおり，A型とB型の2類型が規定されている。

　就労継続支援A型の対象者は，通常の事業所に雇用されることが困難であって，適切な支援により雇用契約に基づく就労が可能な障害者とされている。ただし，65歳に達する前5年間障害福祉サービスの支給決定を受けていた者で，65歳に達する前日において就労継続支援A型の支給決定を受けていた者は当該サービスについて引き続き利用することが可能となっている。

　実際のサービス内容は，通所により，雇用契約に基づく就労の機会を提供するとともに，一般就労に必要な知識，能力が高まった者について，一般就労への移行に向けて支援を行う。

　また，一定の範囲内で障害者以外の雇用が可能なほか，多様な事業形態により，多くの就労機会を確保できるよう，障害者の利用定員10人からの事業実施が可能となっている。利用期間の制限はない。

　就労継続支援A型事業所に配置される職員およびその員数は，次のとおりである。

　①サービス管理責任者

　②職業指導員・生活支援員　10：1以上

　就労継続支援B型の対象者は，就労移行支援事業等を利用したが一般企業等の雇用に結びつかない者や，一定年齢に達している者などであって，就労の機会等を通じ，生産活動に係る知識および能力の向上や維持が期待される障害者とされている。

　以下①～③に示す。

　①企業等や就労継続支援事業（A型）での就労経験がある者であって，年齢や体力の面で雇用されることが困難となった者

　②50歳に達している者または障害基礎年金1級受給者

③①および②に該当しない者であって，就労移行支援事業者によるアセスメントにより，就労面に係る課題等の把握が行われている者

実際のサービス内容は，通所により，就労や生産活動の機会を提供（雇用契約は結ばない）するとともに，一般就労に必要な知識，能力が高まった者は，一般就労等への移行に向けて支援を行う。また，平均工賃が工賃控除程度の水準（月額3,000円程度）を上回ることを事業者指定の要件とする。

事業者は，平均工賃の目標水準を設定し，実績と併せて都道府県知事へ報告，公表することとなっている。利用期間の制限はない。

就労継続支援B型事業所に配置される職員およびその員数は，次のとおりである。
①サービス管理責任者
②職業指導員・生活支援員　10：1以上

## 3 就労定着支援事業所

**就労定着支援事業**は，就労移行支援，就労継続支援，生活介護，自立訓練の利用を経て一般就労へ移行した障害者で，就労に伴う環境変化により生活面・就業面の課題が生じている者であって，一般就労後6月を経過した者を対象者としている。

サービス内容は，障害者との相談を通じて日常生活面および社会生活面の課題を把握するとともに，企業や関係機関等との連絡調整やそれに伴う課題解決に向けて必要となる支援を実施する。具体的には，利用者の自宅・企業等を訪問することにより，月1回以上は障害者との対面支援を行い，月1回以上は企業訪問を行うよう努めることとしている。

利用期間は3年間（経過後は必要に応じて障害者就業・生活支援センター等へ引き継ぐ）となっている。

就労定着支援事業所に配置される職員およびその員数は，次のとおりである。
①サービス管理責任者　60：1
②就労定着支援員　40：1（常勤換算）

## 4 地域障害者職業センター

**地域障害者職業センター**は全国に52カ所が設置されており，設置運営は独立行政法人高齢・障害・求職者雇用支援機構が主体となっている。さまざまな障害に対する専門的な職業リハビリテーションサービス，事業主に対する障害者の雇用管理に関する相談・援助，地域の関係機関に対する助言・援助を実施している。

**障害者職業カウンセラー**等を配置し，ハローワーク（公共職業安定所），障害者就業・生活支援センター等の関係機関との連携の下，就職や職場復帰を目指す障害のある方，障害者雇用を検討している，または雇用している事業主の方，障害のある方の就労を支援する関係機関の方に対して，支援・サービスを提供している。

本人への支援では，就職に向けての相談，職業能力等の評価，就職前の支援から就職後の職場適応のための援助，職場復帰の支援等，個々の障害状況に応じた継続的な支援を行っている。

　事業主に対しての支援は，障害者の雇い入れや雇用継続，職場復帰等の支援や雇用管理に関する助言や情報提供，事業主向けの講習等を行っている。

　関係機関に対しては，関係機関からの要請に応じてニーズ等を把握し，職業的リハビリテーションに関する支援方法に係る助言・援助，関係機関の職員等向けの実務的研修等を行っている。

### 5 障害者職業能力開発校

　**障害者職業能力開発校**は全国に19カ所設置されており，国が設置し独立行政法人高齢・障害・求職者雇用支援機構が運営（国立職業リハビリテーションセンター・国立吉備高原職業リハビリテーションセンター），国が設置し都道府県が運営（北海道・宮城・東京・神奈川・石川・愛知・大阪・兵庫・広島・福岡・鹿児島），府県が設置・運営（青森・千葉・岐阜・静岡・京都・兵庫）を行っている職業能力開発施設である。

　障害のある方が，障害の事情等に応じてその有する能力等を活用し，職業能力の回復，増進，付与等を可能にするために，CAD や IoT（internet of things）関連技術，実務作業，そのほかビジネスマナーなども含め，就業に必要な知識と技術に関する職業訓練を行っている。

## Ⅲ　社会的リハビリテーションプログラム

　**社会的リハビリテーション**は，世界保健機関（WHO）が1968（昭和43）年に「医学的リハビリテーションに関する専門家委員会」を開催し，リハビリテーション全般の定義と「医学的リハビリテーション」「職業的リハビリテーション」「教育的リハビリテーション」「社会的リハビリテーション」の各分野について，定義した中の一つである。

　この定義では，社会的リハビリテーションを「障害者が家庭，地域社会，職業上の要求に適応できるように援助をしたり，全体的リハビリテーションの過程を妨げる経済的・社会的な負担を軽減し，障害者を社会的に統合または再統合することを目的としたリハビリテーション過程の一つである」としている。

　その後，**国際リハビリテーション協会**（Rehabilitation International；**RI**）の社会委員会が，1986（昭和61）年に「社会的リハビリテーションとは，社会生活力

（social functioning ability；SFA）を高めることを目的としたプロセスである。**社会生活力**とは，さまざまな社会的状況の中で，自分のニーズを満たし，一人ひとりに可能な，最も豊かな社会参加を実現する権利を行使する力を意味する」と定義している。

「社会生活力」を高めるためのプログラムは，(1) リハビリテーション，(2) QOL（生活の質），(3) 生活モデル・社会モデル・人権モデル，(4) エンパワメント，(5) パートナーシップ，(6) ノーマライゼーション，(7) 社会参加，(8) サポート，の8つの基準理念を大切にし実施される。

この理念は，①障害のある人が，自分の障害を正しく理解し，リハビリテーションにより，自分でできることを増やすことによって自信をもつこと，②また，自分自身の能力を高めるが，残された障害については，さまざまなサービスを権利として活用すること，③次に，不足するサービスについては，整備・拡充を求めること，④また，ボランティアなどの外部の支援を依頼することで，地域の人や職場の人たちとよい人間関係を築くことができ，これらのことにより，主体的，自主的に，楽しく，充実した生活ができること，⑤さらには，障害について，一般市民の理解を高めることができること，が社会生活力であると考える。

## Ⓐ・社会生活技能訓練

**社会生活技能訓練**は，social skills training のことで，日本では「ソーシャル・スキル・トレーニング」，頭文字を取って「**SST**（エスエスティ）」と呼ばれている。**前田ケイ**は，当事者が生活のなかで希望し必要とする「ものの考え方」と「行動のとり方」の学習を本人と共に進めていく支援の方法と定義している。現在は，精神科領域のみでなく，教育・就労支援・司法・産業保健などの領域で活用されている。

SST は，米国の UCLA（University of California, Los Angels）の**リバーマン**（Liberman, R. P.）が，慢性の精神障害者に対応した手法として発展してきたもので，1988（昭和63）年に来日して以降，国内での本格的普及が始まった。1994（平成6）年に「**入院生活技能訓練療法**」が診療報酬化されて全国の精神科医療機関に普及した。そのため，わが国ではリバーマン方式の SST が展開されていることが多い。

リバーマン方式の SST は，個人目標の取得に向けて生活技能訓練セッションを行う「**基本訓練モデル**」と，疾病の自己管理技能等が共通であり，マニュアルやワークブック・映像などの視覚的教材によって生活技能訓練を進める「**モジュール**」とに分けられる。また，2000（平成12）年に熊谷らにより**ベラック**（Bellack, A. S.）のステップガイドが邦訳され，2004（平成16）年に著者本人が来日したことにより，ベラックによる**ステップ・バイ・ステップ方式**も行われるようになった。

**表3-3 ▶ SST の順序（基本訓練モデル：リバーマン方式）**

| | |
|---|---|
| ❶はじめの挨拶<br>❷新しい参加者・見学者の紹介<br>❸ SST の目的の確認<br>❹方法の確認<br>❺ルール・ポイントの確認<br>❻必要に応じてウォーミングアップを行う | 全体の流れ |
| ① 宿題（チャレンジ）の報告<br>② 目標を確認する<br>③ 場面設定，具体化<br>④ 1回目の予行練習<br>⑤ 正のフィードバック<br>⑥ 改善点があれば提案する<br>⑦ 必要ならばモデル（お手本）を示す<br>⑧ 2回目（新しい行動）の練習<br>⑨ 正のフィードバック<br>⑩ 実生活場面での練習（宿題，チャレンジ）の設定 | 1回のセッションでの<br>1人の練習の流れ |

第3章

## 1 リバーマン方式

　リバーマン方式の「基本訓練モデル」「モジュール」については，1グループ5〜10人の構成で，リーダーとコ・リーダーを配置し，1回のセッションの長さは，1時間程度であることが適当と思われる。週に2回，3回と繰り返し実施することができれば理想的であるが，実際には，週に1回程度という頻度が現実的であると考えられる。

　基本訓練モデルのセッションの流れを**表3-3**に示す。全体で❶〜❻を終えた後，①〜⑩を参加者全員に行う。④⑦⑧がロールプレイで行われ，基本訓練モデルは，参加者個別のセッションで組み立てられている。10人の参加者がいれば10通りのロールプレイが行われることになる。②では当面1カ月の短期目標と概ね3カ月先を見据えた長期目標の2つを立てておくことが一般的である（期間については1つの目安）。⑤⑨は，行動の強化のために行われるものである。⑦はモデリングである。グループで練習した生活技能を実生活で行うことによって，⑩は実際に実行し，自らが獲得・向上していくことを目指していく。

　基本訓練モデルが，参加者の個人の目標によって個別的に展開されるのに対し，モジュールは，あらかじめ獲得すべき生活技能・疾病の自己管理技能が定められており，**自立生活技能プログラム**（social and independent living skills program）ともいう。参加者は，その獲得目標技能に関する学習を集団で進めていく。「基本会話モジュール」「余暇の過ごし方モジュール」「症状自己管理モジュール」「服薬自己管

**表3-4 ▶**「基本訓練モデル」と「ステップ・バイ・ステップ方式」セッションの展開の違い

| 「基本訓練モデル」として日本で普及しているセッションの展開 | 「ステップ・バイ・ステップ方式」の特徴 |
|---|---|
| ① 事前に動機や長期目標・短期目標の同定・合意を行う | ① 事前のアセスメントにより，全体プログラム（＝カリキュラム・メニュー）と指導計画を作成 |
| ② 毎回グループの目的・方法を説明 | ② 学習するスキルはいくつかのステップで構成されている |
| ③ 各参加者に問題場面の設定を求め，ドライラン | ③ 学習するスキルはカリキュラム・メニューに沿って掲示 |
| ④ そこからよりよいものに形作っていく | ④ スキルやステップの意義を解説し，グループ全体へのモデルを掲示 |
| ⑤ コミュニケーションの個別性に合わせて言語表現（＝送信）の仕方を工夫する | ⑤ 参加者は最初は（原則として）モデルに準じて練習するが，次第に個別の練習内容へと発展 |
| ⑥ 全体に共通して掲示されているのは6つの手がかり（＝ポスター）である | |

資料　熊谷直樹, 天笠　崇, 加瀬昭彦, 他監, 佐藤幸江著：読んでわかるSSTステップ・バイ・ステップ方式；2daysワークショップ. 星和書店, 2008, p.20. より作成.

理モジュール」「地域再参加モジュール」が邦訳され，トレーナー用マニュアル，参加者用ワークブック，視覚教材で構成されている。

## ② ステップ・バイ・ステップ方式

　次に，**ステップ・バイ・ステップ方式**は，獲得すべき生活技能をステップに細分化した方式であり，次にあげるような関連のあるものを群としてとりまとめている（「4つの基礎的技能」「会話技能群」「自己主張技能群」「対立の処理技能群」「地域生活技能群」「友達づき合いとデートの技能群」「健康維持技能群」「就労関連技能群」「アルコール・薬物乱用を避ける技能群」）。

　モジュールの手法に近いと考えられるが，「4つの基礎的技能」は，「うれしい気持ちを伝える」「頼みごとをする」「相手のいうことに耳を傾ける」「不愉快な気持ちを伝える」を指し，これらの中核となる生活技能を繰り返し学ぶことが重要とされている。「基本訓練モデル」と「ステップ・バイ・ステップ方式」のそれぞれの違いについて**表3-4**に示す。

## B ● 心理教育プログラム

　**心理教育**は，当事者や家族に必要と思われる知識と情報を専門家などが提供し，当

**図3-3 ▶ 心理教育の基本的な考え方**

情報を共有する場
+
対処法について話し合い，工夫を伸ばす場

参加している者同士が支え合い，
気持ちが楽になる場

事者自身が自らの抱える課題や問題についての知識や対処法を学ぶことで，得た知識や対処法を実行し，当事者本人と当事者としての家族の自信回復を目的とした支援技法である。

心理教育は，個別や家族単位の小規模から，精神科デイケアなどのグループにまで汎用が可能である。**伊藤順一郎**は，社会生活技能訓練（SST）と同様に，1つの支援方法のモデルであると述べているように，基本的な考え方を**図3-3**のように示している。また，「心理教育を中心とした心理社会的援助プログラムガイドライン」では，心理教育の意義と目標を**図3-4**のようにまとめている。

心理教育は精神科医療分野で，統合失調症の長期間の治療のなかで状態を改善し再発を予防するとともに，家族を支援するための家族療法として取り組まれてきたものである。家族に関するアプローチとして，**感情表出**（express emotion；**EE**）研究が多くの研究者によりなされ，家族が正しい情報を得ることにより，本人と接することに安心でき，家族の感情をぶつけることが軽減され再発予防に効果があると報告されている。また，近年では，子育てや非行，**ドメスティックバイオレンス**（domestic violence；**DV**）被害や依存症など，さまざまな分野での危機対応や問題解決支援の方法として活用されている。

## C • WRAP（元気回復行動プラン）

Wellness Recovery Action Plan（**WRAP**，**ラップ**）は，「**元気回復行動プラン**」と呼ばれている。**コープランド**（Copeland, E.）が，精神的な困難を経験している人たちと活動している過程で，自身の体験やグループとの活動のなかからまとめた手法の一つである。

WRAP は，不快と苦痛を伴う困難な状況を自らチェックして，WRAP のプランに沿った対処行動をすることによって，困難や危機的状況から改善や解消するためのシステム的な手法である。

WRAP を始める準備として，筆記用具とノートやファイル，またはそれに代わる物を用意する。プランは，最初に「元気に役立つ道具箱」を作成することから始まる。その後に6つのセッションがあり，セッションを通じて，モニタリングと対処方

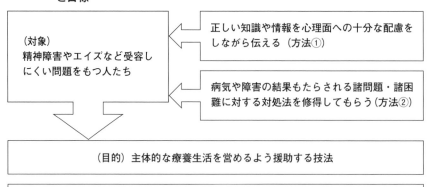

図3-4 ▶「心理教育を中心とした心理社会的援助プログラムガイドライン」の意義と目標

（対象）
精神障害やエイズなど受容しにくい問題をもつ人たち

正しい知識や情報を心理面への十分な配慮をしながら伝える（方法①）

病気や障害の結果もたらされる諸問題・諸困難に対する対処法を修得してもらう（方法②）

（目的）主体的な療養生活を営めるよう援助する技法

（目標）
①対象者が自ら抱えた困難を十分に受け止めることができるよう援助する
②困難を乗り越える技術を修得する
③現実に立ち向かうことができる力量を身につける（empowerment）
④困難を解決できるという自信を身につける（self-efficacy）
⑤自己決定・自己選択の力を身につける
⑥リハビリテーションプログラムなどの援助資源を主体的に利用できるようになる

・単に対象者に必要な知識・情報を提供するだけでなく，その人たちが地域の各種ケアプログラムを主体的に利用できるように援助する
・自分らしく生き生きとした地域生活が営める力量を身につけるように援助するアプローチ

法を作る。セッションは，「日常管理プラン」「引き金」「注意サイン」「調子が悪くなっているときのサイン」「クライシスプラン」「クライシス後のセッション」から構成されている。最後のクライシス後のセッションは，他のセッションとは異なり，クライシス後の経過を踏まえて追加されたもので行う。

WRAPは，個人が一人で実施することも可能であるが，支援者と一緒に作成を行うことができる。また，WRAPクラスというグループで実施する手法もある。グループの場合は，20名ほどの人数で，研修を受けたファシリテーターが，WRAPの「価値と倫理」を大切に，参加者が安心しながら進められるように進行する。

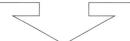 **生活訓練**

**生活訓練（自立訓練）**は，障害者総合支援法に基づく障害福祉サービスとして，知的障害または精神障害のある人に対して，障害者支援施設や障害福祉サービス事業所

または居宅において，入浴，排泄，食事等に関する自立した日常生活を営むために必要な訓練，生活等に関する相談および助言などの支援を行うサービスである。施設や病院に長期入所または長期入院していた方などを対象に，地域生活を送るうえで身につけなくてはならない基本的なことを中心に訓練を行い，障害のある人の地域生活への移行を支援する。

　対象者は，地域において生活を営むうえで，生活能力の維持・向上などのため，一定の支援が必要な知的障害のある人・精神障害のある人であり，具体的に次のような人たちなどが考えられる。

　(1) 入所施設・病院を退所・退院した人で，地域生活への移行を図るうえで，生活能力の維持・向上などの支援が必要な人

　(2) 特別支援学校を卒業した方，継続した通院により症状が安定している人などであって，地域生活を営むうえで，生活能力の維持・向上などの支援が必要な人

　支援の内容は，障害者支援施設もしくは障害福祉サービス事業所において，通所の形式で次のようなサービスを行う。また，本人の自宅を訪問する形式で行うこともある。

　・入浴，排泄，食事などに関する自立した日常生活を営むために必要な訓練
　・生活などに関する相談，助言
　・その他の必要な支援

　利用料は，18歳以上の場合は利用者とその配偶者の所得，18歳未満の場合は児童を監護する保護者の属する世帯（住民基本台帳上の世帯）の所得に応じた自己負担の上限月額がある。ただし，上限月額よりもサービスに係る費用の1割の金額のほうが低い場合には，その金額を支払う。そのほか，食費などについての実費負担がある。

　現行サービスは前述のとおり説明されるが，従来から精神保健福祉法下においても，生活訓練は実施されていた。精神障害のある人に，居室とその他の生活の場を利用し社会復帰を目指す通過型の居住施設として，精神障害者生活訓練施設（援護寮）があった。限られた利用期間において，地域生活を行ううえでの生活技能の習得を目的に支援が行われ，主な生活課題（**表3-5**）として，利用者のニーズや練習すべきプログラムを工夫して支援が展開されていた。

　これらすべての生活課題を利用期間で解消することが目的ではなく，個々の状況に応じて，個別支援に併せて，グループワークや心理教育，SSTなどを組み合わせながら支援が実施されていた。

## E　地域移行

　地域移行支援については，入所施設や精神科病院などからの退所・退院にあたって支援を要する障害者に対し，入所施設や精神科病院などにおける地域移行のプログラ

**表3-5 ▶ 地域生活を行ううえでの生活課題**

| | 生活課題 | 具体的な内容 |
|---|---|---|
| 1 | 基本的日常生活習慣 | 入浴，洗面，着替え，洗濯，運動，休養，排泄，買物など |
| 2 | 生活時間の自己管理 | 起床，就寝，生活リズム |
| 3 | 食生活 | 献立，買物，自炊能力，外食の利用など |
| 4 | 居室管理 | 清掃，整理整頓，ゴミ出し，家賃の支払いなど |
| 5 | 金銭管理 | 計画性，切り詰め方，貯蓄など |
| 6 | 防災意識 | 火の始末，戸締まり，災害時など |
| 7 | 社会生活 | 近所付き合い，仲間づくり，金融機関・公的機関・交通機関の利用など |
| 8 | 余暇活動 | 交友関係，趣味，社会施設利用，リラックス手段など |
| 9 | 危機対処 | 困ったときのSOS，勧誘の拒絶，トラブルの処理など |
| 10 | 疾病管理 | 規則的通院・服薬，不調時の臨時受診相談，身体合併症の管理など |

ムなどの取り組みと連携しながら，住居の確保，その他の地域における生活に移行するための活動に関する相談，地域移行のための障害福祉サービス事業所などへの導入や同行支援などを行う。

　具体的には，次のようなサービスが提供される。

(1) 住居の確保，その他の地域生活に移行するための活動に関する相談

(2) 地域生活への移行のための外出時の同行

(3) 障害福祉サービス（生活介護，自立訓練，就労移行支援，就労継続支援に限る）

(4) 体験利用・体験宿泊

(5) 地域移行支援計画の作成

　主な地域移行は，障害者支援施設などの入所施設からの地域移行と精神科病院からの地域移行の支援の流れがあるが，ここでは精神科病院からの地域移行について取り上げる。

　精神障害者の地域移行の取り組みは，2004（平成16）年9月に国が取りまとめた**「精神保健医療福祉の改革ビジョン」**において「入院医療から地域生活中心へ」という精神保健医療福祉施策の基本的な方策が示され，本格的な動きが始まった。また，「精神保健医療福祉の改革ビジョン」においては，受け入れ条件が整えば退院可能な精神障害者については，精神病床の機能分化・地域生活支援体制の強化など，立ち後れた精神保健医療福祉体系の再編と基盤強化を全体的に進めることによって，10年後

の解消を図ることとされていた。2008（平成20）年には，精神障害者の地域移行に必要な体制の総合調整役を担う地域体制整備コーディネーターや利用対象者の個別支援などに当たる地域移行推進員の配置を柱とした「精神障害者地域移行支援特別対策事業」が開始され，2010（平成22）年には，「精神障害者地域移行・地域定着支援事業」となった。その後，2012（平成24）年に障害者自立支援法に基づく**地域相談支援（地域移行・地域定着支援）**として個別給付化され，2014（平成26）年度から一部は診療報酬化され，一部は**精神障害者地域生活支援広域調整等事業（精神障害者地域生活支援広域調整会議等事業**および**精神障害者地域移行・地域定着支援事業）**として実施することとなった。

　地域移行・地域定着支援は，退院が可能な精神障害者の支援については，医療計画見直しや障害者自立支援法（現・障害者総合支援法）などにおいて広く対応がなされてきたが，障害福祉計画の策定指針においても退院が可能な精神障害者数の減少が都道府県の目標値として定められ，地域移行に向けての支援をよりいっそう進める必要があるとされている。

　近年においては，精神障害者の一層の地域移行を進めるための地域づくりを推進する観点から，精神障害者が地域の一員として，安心して自分らしい暮らしができるよう，医療，障害福祉・介護，社会参加，住まい，地域の助け合い，教育が包括的に確保された「**精神障害にも対応した地域包括ケアシステム**」（**図3-5**）の構築を目指すことを新たな理念として明確にした。この理念は，高齢期におけるケアを念頭に論じられている「地域包括ケアシステム」における，必要な支援を地域の中で包括的に提供し，地域での自立した生活を支援するという考え方を，精神障害者のケアにも応用したものであり，高齢期の「地域包括ケアシステム」とは異なるものであることに注意しなければならないが，この理念の構築は，住民一人ひとりの暮らしと生きがい，地域を共に創る「地域共生社会」の実現にも寄与するものとしている。

## **F** ● **実施機関**

　社会的リハビリテーションを実施する機関として，精神保健福祉士は，施設の特徴や種別，各事業所が提供しているサービス内容について，常に情報収集し，支援を展開するために把握している必要がある。

### 1　**自立訓練（生活訓練）事業所**

　**自立訓練（生活訓練）**は，障害者総合支援法上の福祉サービス事業として実施されている。この事業は，利用者が自立した日常生活または社会生活を営むことができるよう，規定する期間にわたり，生活能力の維持，向上などのために必要な支援，訓練その他の便宜を適切かつ効果的に行うものと規定されている。

## 図3-5 ▶ 精神障害にも対応した地域包括ケアシステム

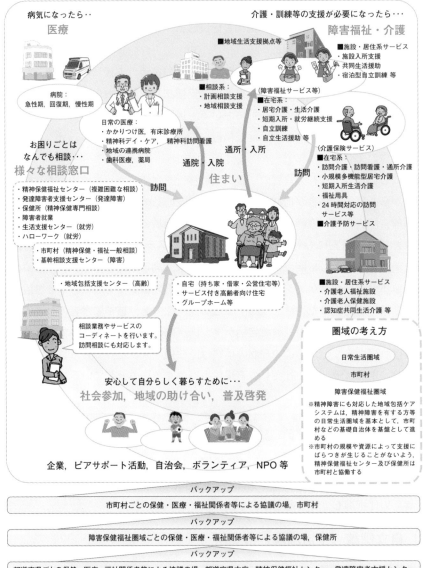

**精神障害にも対応した地域包括ケアシステムの構築（イメージ）**

○精神障害の有無や程度にかかわらず，誰もが安心して自分らしく暮らすことができるよう，医療，障害福祉・介護，住まい，社会参加（就労など），地域の助け合い，普及啓発（教育など）が包括的に確保された精神障害にも対応した地域包括ケアシステムの構築を目指す必要があり，同システムは地域共生社会の実現に向かっていく上では欠かせないものである。

○このような精神障害にも対応した地域包括ケアシステムの構築にあたっては，計画的に地域の基盤を整備するとともに，市町村や障害福祉・介護事業者が，精神障害の有無や程度によらず地域生活に関する相談に対応できるように，市町村ごとの医療・福祉関係者等による協議の場を通じて，精神科医療機関，その他の医療機関，地域援助事業者，当事者・ピアサポーター，家族，居住支援関係者などとの重層的な連携による支援体制を構築していくことが必要。

資料　厚生労働省：「精神障害にも対応した地域包括ケアシステムの構築に係る検討会」報告書；誰もが安心して自分らしく暮らすことができる地域共生社会の実現を目指して．2021．p.5.
　　　https://www.mhlw.go.jp/stf/shingi2/0000152029_00003.html

自立訓練（生活訓練）の事業を行う事業所は，20人以上の人員を利用させることができる規模を有するものでなければならないとされている。ただし，離島その他の地域であって将来的にも利用者の確保の見込みがないとして，都道府県知事が認めるものにおいて事業を行う事業所については，10人以上とすることができる。また，規定にかかわらず，宿泊型自立訓練および通所型自立訓練を併せて行う自立訓練（生活訓練）事業所は，宿泊型自立訓練に係る10人以上の人員および宿泊型自立訓練以外の自立訓練（生活訓練）に係る20人以上の人員を利用させることができる規模を有するものでなければならないとされている。

　自立訓練（生活訓練）事業所は，①訓練や作業に支障のない広さと機器等を備えた兼用も可能な訓練・作業室，②室内における談話の漏えいを防ぐための間仕切りなどを設けられた相談室，③利用者の特性に応じた洗面所と便所および多目的室その他運営に必要な設備を設ける。また，ほかの社会福祉施設などの設備を利用することにより自立訓練（生活訓練）事業所の効果的な運営を期待することができる場合であれば，利用者の支援に支障がないときは，その一部を設けないことができるとしている。

　規定された設備のほか，居室および浴室については，①1居室の定員は，1人とすること，②1居室の面積は，収納設備などを除き，7.43 m²以上とすること，③浴室は利用者の特性に応じたものであること，と定められている。

　自立訓練（生活訓練）事業所に配置される職員およびその員数は，次のとおりである。

(1) 管理者：1

(2) 生活支援員：自立訓練（生活訓練）事業所ごとに，常勤換算方法で，①に掲げる利用者の数を6で除した数と②に掲げる利用者の数を10で除した数の合計数以上

　①②に掲げる利用者以外の利用者

　②宿泊型自立訓練の利用者

(3) 地域移行支援員：宿泊型自立訓練を行う場合，自立訓練（生活訓練）事業所ごとに，1以上

(4) サービス管理責任者：自立訓練（生活訓練）事業所ごとに，①または②に掲げる利用者の数の区分に応じ，それぞれ①または②に掲げる数

　①利用者の数が60以下：1以上

　②利用者の数が61以上：1に，利用者の数が60を超えて40またはその端数を増すごとに1を加えて得た数以上

　また，健康上の管理などの必要がある利用者がいるために看護職員を置くこともできる。そのほかに，自立訓練（生活訓練）事業者が，事業所における自立訓練（生活訓練）に併せて，利用者の居宅を訪問することにより実施する「訪問による自立訓練

（生活訓練）」を提供する場合は，規定する員数の職員に加えて，訪問による自立訓練（生活訓練）を提供する生活支援員を1人以上置くものとされており，自立訓練（生活訓練）については，宿泊型と通所型，訪問型の3類型があり，利用者の目的や状況に併せて実施されている。

## ② 地域活動支援センター

**地域活動支援センター**は，障害者総合支援法上の地域生活支援事業として実施されている。障害者自立支援法に基づく地域活動支援センターの設備および運営に関する基準を次のように定めている。

地域活動支援センターの基本方針は，次の4点である。

(1) 利用者（地域活動支援センターを利用する障害者および障害児をいう。以下同じ）が地域において自立した日常生活または社会生活を営むことができるよう，利用者を通わせ，創作的活動または生産活動の機会の提供および社会との交流の促進を図るとともに，日常生活に必要な便宜の供与を適切かつ効果的に行うものでなければならない。

(2) 地域活動支援センターは，利用者または障害児の保護者（以下，利用者など。）の意思および人格を尊重して，常に当該利用者などの立場に立ったサービスの提供に努めなければならない。

(3) 地域活動支援センターは，地域および家庭との結び付きを重視した運営を行い，市町村（特別区を含む。以下同じ），障害福祉サービス事業を行う者その他の保健医療サービスまたは福祉サービスを提供する者などとの連携に努めなければならない。

(4) 地域活動支援センターは，利用者の人権の擁護，虐待の防止などのため，責任者を設置するなど必要な体制の整備を行うとともに，その職員に対し，研修を実施するなどの措置を講ずるよう努めなければならない。

また，地域活動支援センターは，施設の運営についての重要事項（①施設の目的および運営の方針，②職員の職種，員数および職務の内容，③利用定員，④利用者に対して提供するサービスの内容ならびに利用者などから受領する費用の種類およびその額，⑤施設の利用に当たっての留意事項，⑥非常災害対策，⑦虐待の防止のための措置に関する事項，⑧その他運営に関する重要事項）に関する運営規程を定めておかなければならないとされている。

地域活動支援センターの施設基準は，創作的活動または生産活動の機会の提供および社会との交流の促進などができる場所であり，必要な設備および備品などを備えること，利用者の特性に応じた便所を設けなければならないこととされている。例外として，ほかの社会福祉施設などの設備を利用することにより当該地域活動支援センターの効果的な運営を期待することができる場合であり，利用者に対するサービスの

表3-6 ▶ 地域活動支援センターの類型

| 類型 | 事業内容 | 職員配置 | 利用者数 |
|---|---|---|---|
| Ⅰ型 | 専門職員（精神保健福祉士など）を配置し，医療・福祉および地域の社会基盤との連携強化のための調整，地域住民ボランティア育成，障害に対する理解促進を図るための普及啓発などの事業を実施すること。なお，相談支援事業を併せて実施ないし委託を受けていることを要件とする。 | 2名以上の職員を配置し，うち1名は専任者を置くこと。他1名以上を配置し，うち2名以上を常勤とすること。 | 1日あたりの実利用人員が20名以上であること。 |
| Ⅱ型 | 地域において雇用・就労が困難な在宅障害者に対し，機能訓練，社会適応訓練，入浴などのサービスを実施すること。 | 2名以上の職員を配置し，うち1名は専任者を置くこと。他1名以上を配置し，うち1名以上を常勤とすること。 | 1日あたりの実利用人員が15名以上であること。 |
| Ⅲ型 | （ア）<br>実施主体から委託を受ける場合には，地域の障害者のための援護対策として地域の障害者団体等が実施する通所による援護事業（以下「小規模作業所」）の実績を5年以上有していること。<br>（イ）<br>自立支援給付に基づく事業所に併設して実施すること。 | 2名以上の職員を配置し，うち1名は専任者を置くこと。職員のうち1名以上を常勤とすること。 | 1日あたりの実利用人員が10名以上であること。 |

提供に支障がないときは，設備の一部を設けないことができるとしている。

　地域活動支援センターに置くべき職員およびその員数の基準は，施設長1人と指導員2人以上と定められており，施設長は，地域活動支援センターの管理上支障がない場合は，当該地域活動支援センターのほかの職務に従事し，またはほかの施設などの職務に従事することができるものとするとしている。また施設長は，障害者および障害児の福祉の増進に熱意を有し，地域活動支援センターを適切に運営する能力を有する者でなければならないと定められている。また，利用者の定員については，10人以上の人員を利用させることができる規模を有するものでなければならないとされる（表3-6）。

## ③ 共同生活援助（グループホーム）

　共同生活援助に係る指定障害福祉サービス（以下，指定共同生活援助）事業は，利用者が地域において共同して自立した日常生活または社会生活を営むことができるよう，当該利用者の身体および精神の状況ならびにその置かれている環境に応じて共同生活住居において相談，入浴，排泄または食事の介護その他の日常生活上の援助を適切かつ効果的に行うものでなければならないとされている。

　対象者は，障害のある方が対象となるが，身体障害者にあっては，65歳未満の者または65歳に達する日の前日までに障害福祉サービスもしくはこれに準ずるものを利用したことがある者に限るとされている。

　指定共同生活援助事業所に置くべき従業者とその員数は，次のとおりとされている。

1．　世話人：指定共同生活援助事業所ごとに，常勤換算方法で，利用者の数を6で除した数以上

2．　生活支援員：指定共同生活援助事業所ごとに，常勤換算方法で，次の（1）から（4）までに掲げる数の合計数以上
　（1）障害支援区分3に該当する利用者の数を9で除した数
　（2）障害支援区分4に該当する利用者の数を6で除した数
　（3）障害支援区分5に該当する利用者の数を4で除した数
　（4）障害支援区分6に該当する利用者の数を2.5で除した数

3．　サービス管理責任者：指定共同生活援助事業所ごとに，（1）または（2）に掲げる利用者の数
　（1）利用者数が30以下：1以上
　（2）利用者数が31以上：1に，利用者の数が30を超えて30またはその端数を増すごとに1を加えて得た数以上

　利用者数は前年度の平均値とし，新規に指定を受ける場合は，推定数に基づく。従業者は，指定共同生活援助事業所の職務に専従する者でなければならないが，支援に支障がない場合は兼務も可能となっている。

　指定共同生活援助事業者は，事業所ごとに必要な知識および経験を有する常勤の管理者を置かなければならない。

　共同生活援助による共同生活住居の基準は，住宅地または住宅地と同程度に利用者家族や地域住民との交流の機会が確保される地域にあり，入所により日中および夜間を通してサービスを提供する施設または病院の敷地外にあるようにしなければならないとされている。また，指定共同生活援助事業所は，1以上の共同生活住居を有するものとし，当該共同生活住居およびサテライト型住居の入居定員の合計は4人以上とするとされている。

共同生活住居の配置，構造および設備は，利用者の特性に応じて工夫されたものでなければならず，入居定員を2人以上10人以下とするものと定められている。ただし，既存の建物を共同生活住居とする場合にあっては，当該共同生活住居の入居定員を2人以上20人（都道府県知事がとくに必要があると認めるときは30人）以下とすることができるとされている。

　住居は，1以上のユニットを有するほか，日常生活を営むうえで必要な設備を設けなければならない。ユニットは，居室および居室に近接して設けられる相互に交流を図ることができる設備を設けることとし，その基準は，1の居室の定員は，1人とする。ただし，利用者のサービス提供上必要と認められる場合は，2人とすることができるとしている。1の居室の面積は，収納設備などを除き，7.43㎡以上とすることとしている。また，サテライト型住居の基準は，入居定員を1人とし，日常生活を営むうえで必要な設備を設けることとされている。

## 4 保護観察所

　**保護観察所**は，法務省によって設置される機関で，各地方裁判所の管轄区域ごとに設置されている。保護観察所には，常勤職員として保護観察官および社会復帰調整官のほか，更生保護に携わるボランティアとして保護司，更生保護法人役職員，更生保護女性会員などが属している。

　**保護観察**は，犯罪をした人または非行のある少年が，社会の中で更生するように，**保護観察官**および**保護司**による指導と支援を行うものになる。また，刑務所などの矯正施設で行われる施設内での処遇に対し，施設外である地域社会の中で処遇を行うものであることから，「**社会内処遇**」ともいう。保護観察所では，刑務所や少年院に収容されている者が釈放後に立ち直りに適した環境のなかで生活できるように，本人と家族などと融和を図り，就職先（協力雇用主）を斡旋するなど，その受け入れ体制を整えておくための環境調整を行う。刑務所や少年院を満期釈放になるなど刑事上の手続きによる身体の拘束を解かれた者に対しては，必要に応じて更生緊急保護の措置を行うほか，犯罪・非行予防活動の一環として，「社会を明るくする運動」など各種の啓発活動を行っている。

　精神保健福祉士との関連では，2003（平成15）年に成立した「**心神喪失等の状態で重大な他害行為を行った者の医療及び観察等に関する法律**」（**医療観察法**）において，心神喪失または心神耗弱の状態で，殺人，放火，強盗，強制性交，強制わいせつなど，傷害の重大な他害行為を行った者に対して，適切な医療を提供することとされた。これは再他害行為を予防し，社会復帰を促進することを目的としている。

　この制度では，**図3-6**に示されているように，心神喪失または心神耗弱の状態で重大な他害行為を行い，不起訴処分となるか無罪などが確定した者に対して，検察官により，医療観察法による医療および観察を受けさせるべきかどうか地方裁判所へ申立

**図3-6 ▶ 医療観察法制度の仕組み**

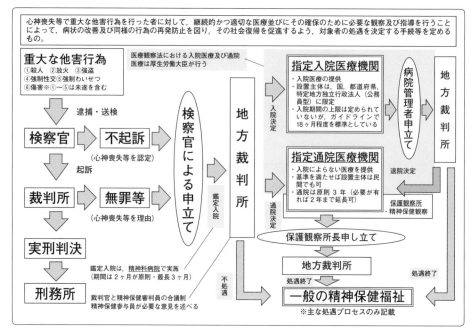

心神喪失等で重大な他害行為を行った者に対して、継続的かつ適切な医療並びにその確保のために必要な観察及び指導を行うことによって、病状の改善及び同様の行為の再発防止を図り、その社会復帰を促進するよう、対象者の処遇を決定する手続等を定めるもの。

**重大な他害行為**
①殺人 ②放火 ③強盗
④強制性交⑤強制わいせつ
⑥傷害※①〜⑤は未遂を含む

医療観察法における入院医療及び通院医療は厚生労働大臣が行う

逮捕・送検

**検察官** → **不起訴** ⇒
（心神喪失等を認定）

起訴

**裁判所** → **無罪等** ⇒
（心神喪失等を理由）

**実刑判決**

**刑務所**

鑑定入院は、精神科病院で実施
（期間は2ヶ月が原則・最長3ヶ月）

裁判官と精神保健審判員の合議制
精神保健参与員が必要な意見を述べる

**検察官による申立て**

鑑定入院

**地方裁判所**

入院決定

通院決定

不処遇

**指定入院医療機関**
・入院医療の提供
・設置主体は、国、都道府県、特定地方独立行政法人（公務員型）に限定
・入院期間の上限は定められていないが、ガイドラインで18ヶ月程度を標準としている

**指定通院医療機関**
・入院によらない医療を提供
・基準を満たせば設置主体は民間でも可
・通院は原則3年（必要があれば2年まで延長可）

病院管理者申立て

**地方裁判所**

退院決定

保護観察所・精神保健観察

保護観察所長申し立て

**地方裁判所**

処遇終了

処遇終了

**一般の精神保健福祉**
※主な処遇プロセスのみ記載

てが行われ、鑑定を行う医療機関での入院などが行われるとともに、裁判官と精神保健審判員の各1名からなる合議体による審判で、処遇の要否と内容の決定が行われる。この合議体において、精神保健福祉士が**精神保健参与員**として参加し、福祉的な視点より意見を述べる機会を与えられている。

　審判の結果、医療観察法による入院処遇の決定を受けた人に対しては、厚生労働大臣が指定した指定入院医療機関において、専門的な医療の提供が行われ、この入院期間中から、保護観察所の精神保健福祉士などの**社会復帰調整官**により、退院後の生活環境の調整・支援が実施される。

　また、医療観察法による通院処遇の決定を受けた人や退院を許可された人については、社会復帰調整官が中心となって作成する処遇実施計画に基づいて、原則として3年間、地域において、指定通院医療機関による医療を受けることとなる。

　この通院期間中においては、保護観察所が中心となって、地域処遇に携わる関係機関と連携しながら、精神保健観察が進められる。

　その他に保護観察所では、薬物依存のある保護観察対象者に対し、指導・支援に加え、薬物処遇プログラムや簡易薬物検出検査を実施することで、薬物を断つ意思の維持・強化を図っているが、薬物依存のある保護観察対象者の薬物の再使用を防止するためには、保護観察中だけではなく、保護観察終了後も、薬物依存からの回復に向けて治療・支援を継続して実施することが必要となる。そのため、家族支援に加え、地域の医療・保健・福祉機関やダルクなどの民間団体との連携強化を進め、継続的な支

援体制の構築を行っている。

# IV 教育的リハビリテーション

　ここでは，教育的リハビリテーションとして，主に特別支援教育プログラムと障害学生支援プログラムの2つを取り上げて，両者の概要および基本理念について解説する。

## A ● 特別支援教育プログラム

### 1 特別支援教育とは

　わが国の特別支援教育の考え方は，障害のある幼児・児童・生徒（以下，子ども）への教育や支援にとどまるものではなく，人々が相互に支え合う社会，いわゆる「共生社会」の実現を目指すものである。
　文部科学省は，特別支援教育の基本理念[35]として以下の3点を掲げている。
①特別支援教育は，障害のある子どもの自立や社会参加に向けた主体的な取組を支援するという視点に立ち，子ども一人ひとりの教育的ニーズを把握し，そのもてる力を高め，生活や学習上の困難を改善（克服）するため，適切な指導および必要な支援を行う。
②また特別支援教育は，発達障害なども含めて，特別な支援を必要としている子どもが在籍するすべての学校において実施されるものである。
③さらに特別支援教育は，障害のある子どもへの教育にとどまらず，障害の有無やその他の個々の違いを認識しつつ，さまざまな人々が生き生きと活躍できる共生社会の形成の基礎となるものであり，わが国の現在および将来の社会にとって重要な意味をもつ。

　つまり，障害のある子どもが自身の可能性を最大限に伸ばして社会参加するためには，子ども一人ひとりの障害の状態に応じたきめ細かな教育の提供が必要となる。そのため，教育を提供する場として，特別支援学校，小・中学校における特別支援学級，通級による指導があり，子どもの障害の状態や程度などに応じて，特別の教育課程や少人数の学級編制，特別な配慮の下に作成された教科書，障害に配慮した施設・設備などを活用した指導や支援が行われている。
　なお，**表3-7**に特別支援学校および小・中学校における特別支援学級，通級による

**表3-7 ▶ 特別支援学校および小中学校における特別支援学級，通級による指導の概要**

| 特別支援学校 | 特別支援学級 | 通級による指導 |
|---|---|---|
| 障害の程度が比較的重い子どもを対象として教育を行う学校。<br>公立特別支援学校（小・中学部）の1学級の標準は6人。<br>対象障害種は，視覚障害，聴覚障害，知的障害，肢体不自由，病弱（身体虚弱を含む）。 | 障害のある子どものために，小・中学校に障害種別ごとに置かれる少人数の学級（8人を標準）。<br>知的障害，肢体不自由，病弱・身体虚弱，弱視，難聴，言語障害，自閉症・情緒障害の学級がある。 | 小・中学校の通常の学級に在籍する障害のある児童生徒に対して，ほとんどの授業を通常の学級で行いながら，週1単位時間〜8単位時間程度，障害に基づく種々の困難の改善・克服に必要な特別の指導を特別の場で行う教育形態。<br>対象とする障害種は，言語障害，自閉症，情緒障害，弱視，難聴，LD，ADHD，肢体不自由および病弱・身体虚弱。 |

資料　文部科学省初等中等教育局：特別支援教育の概要．2013．より作成．

指導の概要について示す。

## ② インクルーシブ教育システム

次に特別支援教育プログラムの基盤となる「インクルーシブ教育システム」について概説する。

**インクルーシブ教育システム**とは，同じ場で共に学ぶことを追求するとともに，それぞれの教育的ニーズをもつ子どもに対して，自立と社会参加を見据えて，可能な範囲での最善の指導や支援を提供することである。また個々に応じた教育的制度や多様で柔軟な仕組みを整備すること，すなわち前述したような特別支援学校および小・中学校における特別支援学級，通級による指導といった連続性のある「多様な学びの場」を整備しておくことは，インクルーシブ教育システムを実行するうえで重要となる。

インクルーシブ教育システムは，障害のある子どもと障害のない子どもができるだけ同じ場で共に学ぶことを目指すものであり，その場合，それぞれの子どもが授業内容を理解し，学習活動に参加している実感や達成感をもち，さらに生きる力を身につけることができることが求められる。

またインクルーシブ教育システムは，多様性が尊重され，個々に応じた「合理的配慮」が提供され，誰一人として排除されない教育のあり方を追求することである[36]。

すなわち，インクルーシブ教育システムは，①障害をもつ子どもが一般的な教育制度から排除されないこと，②生活している地域で必要な教育の機会が得られること，③個々に応じた合理的配慮が提供されること，であり，共生社会の形成に向けて，重要な概念となる。

## B・障害学生支援プログラム

独立行政法人日本学生支援機構の調査によれば，2019（令和元）年5月1日現在，37,647人の障害のある学生が大学，短期大学，専門学校（以下，大学等）に在籍しており，この人数は全学生の1.17%に当たる。近年，障害のある学生数は増加傾向にあるが，その要因の一つとして，障害についての知見が広まり，大学等における障害のある学生の把握が進んだことが大きいと推察される。なお，2019年5月1日現在，障害のある学生が在籍する大学等の数は937校（全学校数1,174校）であり，これは全学校数の79.8%に当たる[37]。

ここでは**障害学生支援プログラム**について，大学等における「合理的配慮の提供」の観点から障害学生支援の概要について述べ，最後にすべての教育の基本的考え方となる「教育におけるユニバーサルデザイン」について概説する。

### 1 障害者差別解消法における「合理的配慮の提供」

2016（平成28）年4月に「**障害を理由とする差別の解消の推進に関する法律**」（**障害者差別解消法**）が施行され，これにより障害を理由とする「**不当な差別的取扱いの禁止**」と「**合理的配慮の提供**」が法的に位置づけられ，大学等において一定の取り組みが求められるようになった。

障害のある学生への不当な差別的取扱いとは，正当な理由なく障害を理由として各種機会の提供を拒否すること，または提供にあたって場所や時間帯を制限することなどと位置づけられている。その際，正当な理由に相当するか否かについては，個別の事案ごとに，障害のある学生および第三者の権利利益（例：安全の確保，財産の保全，事業の目的・内容・機能の維持，損害発生の防止等）の観点から判断することが必要となる。

なお，不当な差別的取扱いは，入学前の相談から，入試，授業（講義，実習，演習，実技，実験），研究室の選択，試験，評価，単位認定，留学，インターンシップ，課外活動への参加等まで，大学等が関係するあらゆる場面で発生し得るという認識が不可欠となる。

一方，合理的配慮とは，「障害のある者が，他の者と平等に『教育を受ける権利』を享有・行使することを確保するために，大学等が必要かつ適当な変更・調整を行なうことであり，障害のある学生に対し，その状況に応じて，大学等において教育を受ける場合に個別に必要とされるもの」であり，かつ「大学等に対して，体制面，財政面において，均衡を失した又は過度の負担を課さないもの」と定義されている[38]。また障害者差別解消法では，障害者が受ける制限は，障害のみに起因するものではなく，社会におけるさまざまな障壁（社会的障壁）と相対することによって生ずるという，いわゆる「社会モデル」の考え方を取り入れており，この社会的障壁を除去する

ために合理的配慮が行われるとしている。

　すなわち，大学等においては，これらの考え方を理解し，障害のある学生への合理的配慮の提供のための取り組みを進めることが不可欠となる。

　なお，合理的配慮の提供などにより障害のある学生にさまざまな教育活動への参加が保障されるのであれば，このことについての積極的な検討が重要である。これらのために留意すべき観点[38]を**表3-8**に示す。

**表3-8 ▶ 合理的配慮の提供時に留意すべき観点**

①3つの方針（アドミッションポリシー，カリキュラムポリシー，ディプロマポリシー）やシラバス等の明確化・公開により，教育の本質を可視化することで，大学等の選択に必要な情報を入学希望者等に提供するとともに，合理的配慮の提供において変更可能な点と変更できない点を明確にする。特に，シラバスに授業の目標，内容，評価方法を明記することは，授業選択の手掛かりとなるばかりでなく，障害のある学生が大学等からの支援が必要かどうかを事前に検討する上でも重要な情報となる。

②授業においては，講義，演習等その形態を問わず，障害のある学生が障害のない学生と平等に参加できるようにアクセシビリティを確保することが重要である。その際の手段として，例えば，言葉の聞き取りや理解・発声・発語等に困難を示す学生のために，必要な情報保障を行なう，コミュニケーション上の支援を行なうなどがあげられる。

③教科書・教材，学術論文等研究活動に必要な資料は，障害のある学生が利用することを考慮してアクセシビリティを確保することが重要である。また，教員が作成する配布資料等も，障害のある学生が必要な準備をできるよう，アクセシビリティを確保し，事前に提供することが望ましい。これらのための手段として，点字や音声変換が可能なテキストデータで提供することがあげられる。

④授業において，何らかの参加要件を設定する場合は，障害を理由に参加を妨げることがないような要件にすること，また，当該授業の受講に必要な能力要件や習得が求められる知識・技術等がある場合には，その具体的な内容を公開することなどが重要である。

⑤学外実習や留学，海外研修等，学外の複数の機関が関与する場合には，支援の主体が不明確になりがちである。この際，受入れ機関においても一定の支援が必要になる（国内の機関であれば障害者差別解消法による合理的配慮の提供義務等が発生）と考えられるが，この調整が困難になる場合もあることが予想される。そのため，大学等は障害のある学生が不利のない環境で実習等を行うことができるよう十分な事前準備を行なう必要がある。その際，学外実習であれば受入れ機関の利用者の権利利益を損なわないよう留意しつつ，実習等の目的・内容・機能の本質を満たす支援の在り方を検討するため，大学等はこれらの機関と密接に情報交換を行なうことが重要である。

⑥入試や単位認定等のための試験においては，障害のある学生の能力・適性，学修の成果等を適切に評価することを前提としつつ，障害の特性に応じて，試験時間の延長や別室受験，支援技術の利用等による情報保障，解答方法の変更等を行なう。その際，支援の在り方について事前に検討できるよう，試験の形式や，評価基準について，シラバス等に明記する。

⑦レポートや発表等，試験以外の課題においても，その目的や評価基準を明確に示すことが望ましい。また，目的を損なわないようにしながら，障害のある学生の学修成果を適

切に評価できるよう，提出や発表の形式については柔軟に変更できるようにする。

⑧成績評価においては，教育目標や公平性を損なうような評価基準の変更や，合格基準を下げることなどは行わないよう留意する。

⑨障害により教育課程の履修に時間を要すると考えられる場合は，当該学生と相談の上，その状況に応じた履修計画を策定するように努める。この際，障害のある学生の負担軽減の観点から，長期履修制度の活用も検討することが望ましい。

資料　文献38）より引用.

## ② 合理的配慮を決定するための手順

　それでは次に，合理的配慮の内容を決定するための一般的な手順を以下に示す[39]。

　合理的配慮の検討は，原則として学生本人からの申し出によって始まる。障害のある学生で配慮が必要であるにもかかわらず，申し出がうまくできない状況にある場合には，本人の意向を確認しながら申し出ができるよう支援していくことも必要である。

　そのうえで，学生にとってどのような配慮が必要なのか，またどのような配慮が有効で妥当なのかを判断する材料として根拠資料を求めることになる。根拠資料は，何らかの資料で機能障害の状況と必要な配慮との関連が確認できるということがポイントになる。なお，根拠資料となるものとして，以下のようなものがあげられる。

　①障害者手帳の種別・等級・区分認定
　②適切な医学的診断基準に基づいた診断書
　③標準化された心理検査などの結果
　④学内外の専門家の所見
　⑤高等学校，特別支援学校等の大学など入学前の支援状況に関する資料

　なお，合理的配慮の提供において，根拠資料は必須の条件というわけではない。また特別な資料がなくても障害の状況が明らかな場合は，必ずしも根拠資料がなくても問題ではない。

　合理的配慮の内容を検討する際，大学等が一方的に決めるのでなく，障害のある学生本人の意思決定を重視する必要がある。その際，障害のある学生の困り感やニーズを丁寧に聴き取るとともに，大学等としてできること，あるいはできないことを伝えるなど，建設的対話を重ねて双方が納得できるようにする。その際，本人が具体的にどうしたらよいかわからない場合，あるいは自ら意思決定を行うことが困難である場合は，配慮の受け方について支援することも必要である。つまり，「やってあげる」支援ではなく，「自分で決められるようになる」支援であることが重要となる。

　以上のように，障害のある学生は，学生生活のさまざまな場面で，自身の生活スタ

**表3-9 ▶ ユニバーサルデザインにおける7つの原則**

| | |
|---|---|
| 原則1 | **公平な利用**：どのような立場の利用者にとっても有益であり，購入可能であるデザインであること |
| 原則2 | **利用における柔軟性**：幅広い人たちの好みや能力に有効であるようなデザインであること |
| 原則3 | **単純で直観的な利用**：理解が容易であり，利用者の経験や知識，言語力，集中の程度などに依存しないようデザインすること |
| 原則4 | **わかりやすい情報**：周囲の状況あるいは利用者の感覚能力に関係なく，利用者に必要な情報が効果的に伝わるようデザインされていること |
| 原則5 | **間違いに対する寛大さ**：危険な状態や予期あるいは意図しない操作による不都合な結果は，最小限に抑えるようにデザインされること |
| 原則6 | **身体的負担が少ないこと**：能率的で快適であり，そして疲れないようにデザインされていること |
| 原則7 | **接近や利用に際する大きさと広さ**：利用者の体の大ささや姿勢，移動能力にかかわらず，近寄ったり，手が届いたり，手作業したりすることができる適切な大きさと広さを提供すること |

資料　文献40）より作成.

イルのありようを変更せざるを得ないことが少なくない。合理的配慮は，決してわがままではなく，本来当たり前に求めてよいことであり，他の学生と平等な学びのフィールドに立つために必要なことである。しかしながら，障害のある学生はそれまでの教育課程で，合理的配慮を求める行為を自分自身の自己決定に基づいて行った経験がないことも少なくない。その結果，何が合理的といえるのかを考えることが難しく，自分のわがままではないのかといった不安や恐れが先立ち，自信をもって要望を述べることが難しいケースもある。つまり，障害のある学生本人にとってみれば，不安や躊躇のなかで，自らのありようとその権利を大学等に訴え，要望を主張すること自体が困難な場合もある。

　そこで重要となるのが教育における**ユニバーサルデザイン**の考え方である。「ユニバーサルデザイン」とは，年齢，性別，身体的状況，国籍，言語，知識，経験などの違いに関係なく，すべての人が使いこなすことのできる環境や製品等のデザインを目指す概念である。なお，ユニバーサルデザインについては，**表3-9**に示すように7つの原則が提唱[40]されている。

　少子・高齢化や社会・経済状況の変化，あるいはグローバル化の急速な進展などに伴い，大学等が置かれている環境は大きく変化している。そのようななかで，さまざまな考え方の学生や，さまざまな人種，国籍・宗教をもつ外国人留学生，学び直しのためのさまざまな年齢層の学生など，これまでになく多様な学生が大学等に在籍するようになってきている。そして，障害のある学生もこの多様な学生の一つの形として位置づけられる。

　大学等は，ユニバーサルデザインの考え方の下，これら多様な学生一人ひとりの特性や希望，状況を踏まえたきめ細かな学生支援が求められており，障害のある学生に

対しては，学生一人ひとりの障害特性に応じた修学の機会の提供をいっそう進めていく必要がある。

 ## V 家族心理教育（Family Psycho-Education）プログラム

## A ● 歴史的背景

　精神障害者の地域ケアを推進するうえで，地域での生活の場や家族をはじめとする支え手の存在が重要である。

　1950〜1960年代にかけて，イギリスでは，薬物療法の進化に伴い，早期退院，脱施設化が実現する一方で，退院後の生活環境も整えないまま，家族のもとへ退院し，再入院を繰り返す，いわゆる回転ドア現象が問題視されるようになった。そこで，1970年代，イギリスの**ブラウン**（Brown, G. W.）や**レフ**（Leff, J. P.）らは，統合失調症患者と退院後に同居した家族の特徴によって再発率が異なることに着目し，家族の**感情表出**（expressed emotion；**EE**）と再発のリスクの関係性を見出した[41]。

　家族の感情表出（EE）とは，家族が半構造化された面接の際に統合失調症の本人について述べたコメントを評価したものをいう。高い感情表出には敵意（批判的な感情表出）や自己犠牲的，過保護な行動（自己犠牲的な感情表出）がある。例えば，とくに発症直後，家族は「早く気づいてあげればよかった」と後悔の念に苛まれ，焦る気持ちが生じる。そのため，自分に言い聞かせるように「あなただけがつらいのではないのよ」「気持ちを前向きにもって」と何気なく言葉にするが，それは患者にとってつらく，責められているように感じられる。このような感情表出が一定以上であると（高EE），低EEの家族と比較して，9カ月後の再発率が40％ほど高まることがわかった。さらに，高EEである家族との接触時間が長いほど，再発率が高いことも明らかとなった[42]。1980年代以降，高EEと患者の再発率の関係の研究は，世界各国で研究され実証されているが，日本においても，同様の結果が得られている[43]。

　ここで強調しておきたいことは，家族の高EEは，「慢性疾患患者を身内に抱えたことに伴う一般的な情緒反応で，一種の対処スタイルである」「家族の生活困難感と密接に関与している」[44]のであり，決して家族が責められるものではない。専門家をはじめとする支援者は，家族の置かれている立場を理解し，家族の頑張りを認めるところから家族支援を始めなければならない。そして，家族だからこそ生じる「心配し過ぎ」や「いらだち」を軽減し，本人と家族間で起こる悪循環を予防する，本人の再発率が低下する効果のあるプログラムとして，**「家族心理教育」**が着目されるようになったのである。

## B ● 日本における家族心理教育の導入の必要性と意義

　厚生労働省の2009（平成21）年度障害者保健福祉推進事業における家族支援に関する調査[45]において，47都道府県の家族会員約4,500名が回答し，「わたしたち家族の7つの提言」としてまとめられている。その中で，「多くの家族が情報が得られず困った経験をもつ」とあり，受診後，病気の知識が得られるまでに時間がかかり，必要な情報が得られず家族間で意見が対立し，考え方が一致せずに苦労した経験があると7割の人が回答している。「医師に薬のことを質問したら，失礼にあたるのではないか」「治療については医師にお任せするしかない」と薬の効用，副作用，病気の経過等の情報を得ることを望んでいながら，躊躇する家族も少なくない。その後の2017（平成29）年度家族支援のあり方に関する全国調査結果[46]からも，かなり重度の患者が障害者総合支援法のサービスを十分に利用することなく，地域において生活を送っており，家族は疲弊し，将来への不安を抱えた生活を送っていることも表明されている。その背景には，家族に十分な情報が届きづらい要因がある。精神障害をもつ本人とその家族に必要な情報が伝わっておらず，心理教育の必要性が示唆されている。

　このような日本の現状から，家族心理教育を導入する意義として，①精神障害をもつ本人および家族の地域生活者としての力量形成（エンパワメント），②セルフケアやセルフヘルプの促進，③情報公開による主体的なサービスの選択，それに基づくサービスの質の向上，④本人主体のサービス提供とそれを可能にする対等な援助者・利用者関係の構築，⑤地域生活の継続と家族の重荷軽減，ノーマライゼーションの実現があげられる[47]。

## C ● 家族心理教育プログラムの構造

　心理教育とは，サイコ・エデュケーション（psycho-education）の翻訳であり，**アンダーソン**（Anderson, C. M.）によって名づけられた。家族心理教育は，科学的根拠に基づく実践（evidence-based practice；EBP）である。ここでは，アメリカの複合家族グループを下地とし，日本において実践的検証を経た「国府台方式」[*1]を取り上げる。

　心理教育の定義とは，「精神障害やエイズなど受容しにくい問題を持つ人たちに（対象），正しい知識や情報を心理面への十分な配慮をしながら伝え（方法①），病気や障害の結果もたらされる諸問題・諸困難に対する対処方法を習得してもらうことによって（方法②），主体的な療養生活を営めるよう援助する技法（目標）」である[48]。

---

＊1　「国府台モデル」と呼ばれる国立精神・神経センター（現・国立国際医療研究センター）国府台病院を中心に開発されたプログラムモデル。
　　鈴木　丈編著，伊藤順一郎著：SSTと心理教育. 中央法規出版，1997.

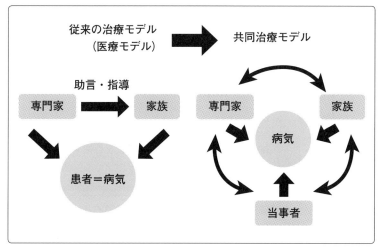

**図3-7 ◆ 心理教育における「共同治療モデル」**

従来の「治療モデル」の, 病気は患者に内在しているという考え方に対して,「共同治療モデル」では, 病気は専門家と患者と家族が協力して対処すべき, 患者の「外」にあるものと考える。病気の「外在化」と表現することがある。
資料　遊佐安一郎：統合失調症の家族心理教育とはなにか；方法と意義. 現代のエスプリ, (489)：14-16, 2008. より引用.

「教育」というと, 一方的に情報を与えられ, 指導されるような印象をもたれがちであるが, そうではない。病気を経験すると, 本人はもちろんのこと, 家族も「これからの生活はどうなるのだろう」「治療はどのように進むのだろう」と途方にくれる。心理教育は「情報をきちんと伝える」「対処方法を獲得する」という2つの軸の下, 同じ経験をした者同士が精神保健福祉士らと共に語り, 学び合うことで本人, 家族がエンパワメントすることを目標としている。つまり, 医師をはじめとする専門家にすべてを任せる従来の医療モデルではなく, それぞれの立場から「病気」を眺め（外在化）, 本人, 家族, 専門家が一緒に考えていく双方向のコミュニケーション（共同治療モデル）を大切にしている（**図3-7**）。

　プログラム導入のプロセスについては, **図3-8**に示す。なかでも, 関係づくりは重要である。先に述べた家族調査の結果にもあるように, 多くの家族が正しい情報を得るまでに時間がかかり, 相談できる相手に乏しい状況にある。場合によっては, ようやく受診につながったのにもかかわらず,「どうして早く連れてこなかったの」「たいへんな病気になりましたね」など, 専門家の言葉に傷つけられた経験をもつ家族もいる。そのため, プログラムを用意しても, 専門家が「参加してほしい」と願う家族が参加を希望しないこともある。そんなときは, 決して「非協力的な家族」ととらえるのではなく, 家族がどのような状況にあり, プログラムへの参加についてどう考えているのかを知ることから始めなければならない。例えば,「自らの対応が悪いと叱られるのではないか」「今まで, あらゆる講演会へ行き, 病気について勉強してきたけ

**図3-8 ◆ 心理教育の流れ**

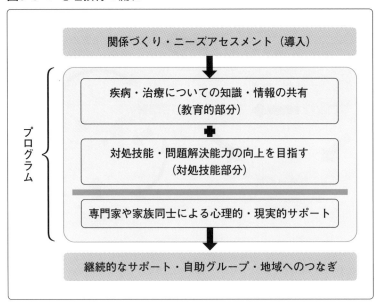

関係づくり・ニーズアセスメント（導入）

プログラム

疾病・治療についての知識・情報の共有
（教育的部分）

対処技能・問題解決能力の向上を目指す
（対処技能部分）

専門家や家族同士による心理的・現実的サポート

継続的なサポート・自助グループ・地域へのつなぎ

標準版家族心理教育研修会は，2009（平成21）年度より，日本心理教育・家族教室ネットワークにおいて，家族心理教育を効果的に実施できる人材を幅広く育て，広く心理教育の普及を図ることを目指して標準化した研修会である。
国府台モデルを中心とする日本版ツールキットプロジェクト，そして米国版 EBP ツールキットの家族心理教育も参考に組み立てられたプログラムである。
資料　日本心理教育・家族教室ネットワーク：標準版家族心理教育研修会テキスト．改訂版，2016．より引用．

れど，何も変わらなかった」という家族の声にも耳を傾け，これまで家族が取り組んできたこと，対応について肯定的にとらえ，家族へこれまでの頑張りについて，伝えていくことが重要である。そのようなかかわりを続けることで，「一緒に取り組んでいこう」と前向きな気持ちを引き出すことが，関係づくりへとつながるのである。

　以上のことから，心理教育はプログラムで終始するのではなく，日常からの家族とのかかわりが重要である。当たり前であるが，心理教育プログラムの導入だけが家族支援ではない。精神保健福祉士として，初回の家族面接の場面を想像してほしい。家族はどんな気持ちで，目の前にいるのであろう。まずは，家族が置かれている状況を理解することが，家族の潜在的な力を引き出すことにもつながるのである。そして，精神保健福祉士の家族へのまなざしが，専門家との関係性を変え，その後の本人への支援にもつながることに，留意してほしい。

## D ● 家族心理教育プログラムの概要

### 1 集団で行う家族心理教育

　医療機関や保健所において実施される場合，「家族教室」という呼び方をされていることも多い。家族心理教育がもっとも多く行われている疾患は，統合失調症であるが，うつ病や発達障害，認知症，ひきこもり等の家族教室も開催されている。疾患や状況によって，情報提供の内容や家族の抱えている困難には違いがあるため，集団で行う場合，同じ疾患をもつ方の家族グループが望ましい。

　国府台方式では，主として本人と家族と一緒に行う集団である複合グループによる心理教育を紹介している[47]が，例えば，家族教室として行う「家族向け心理教育」と，急性期病棟，デイケア等で行う「当事者向け心理教育」があり，家族と患者の対象を分けて開催している例もある。対象はさまざまであるが，心理教育の基本構造は共通している。関係づくり，ニーズアセスメントに始まり，教育的部分（正しい知識と情報の共有）と対処技能部分（実際の問題の具体的な対処方法を獲得し，解決していく力をつける）を柱とし，心理的・社会的サポートを手に入れることができるよう配慮されたプログラムである（図3-8）。継続的なサポートや地域資源とのつながりについても検討していくことも重要である。

　国府台方式のグループの進め方は，構造化されている（**図3-9**）。対処技能・問題解決の向上を目指す（対処技能部分）は，グループワークによって行われる。この会に参加した70代の母親のAさんは，「『周りが焦るのは禁物』と，知識としては学び，理解をしているつもりだが，実際本人である息子を目の前にすると先行きが不安になり，どう接したらいいのかわからなくなる」と話された。統合失調症は回復のペース

**図3-9 ◆ グループの進め方（国府台方式）**

> 1）グループのルールを読みましょう
> 2）『よかったこと』を言いましょう
> 　（うれしかったこと・報告したいこと）
> 3）相談したいことを言いましょう
> 4）どの話題から進めるのかみんなで決めましょう
> 5）話題についてみんなで取り組んでいきましょう
> 　・みんなの経験を比べながら状況を整理してみましょう
> 　・話し合ってもらいたいことをみんなに伝えましょう
> 　・お互いに経験や思ったことを出し合いましょう
> 　・自分なりの評価をしましょう
> 6）グループの感想を言っておわりにしましょう

資料　文献47）p.38より引用.

が緩やかである。そのため「本人も家族も回復を焦り，いらだちが高じて衝突する」のは，家庭内でよく起こり得る。そこでAさんは，「息子に対して怒りをぶつけそうになるとき，どうしたらいいか」を相談したいこととして提示した。状況を聞くと，Aさんがこれまで息子との衝突を避けようとしてきた努力や工夫も明らかになった。他の参加家族も同様の経験があることから，「買い物に出かけて気分転換する」「不穏な空気を変えるため『お茶飲む？』と声をかける」「飼い犬に愚痴を言う」「好きなサッカーの話をする」「一緒に食事を作る」など，参加家族それぞれがうまくいった対処法やアイデアを出し合った。Aさんはそれらを聞いて，「今度『お茶飲む？』をまず試してみようと思う」と語り，「私がやってきたことを，認めてもらってうれしかった」「悩んでいるのは私だけじゃない，元気が出た」と述べた。同じような状況での経験や対処の工夫を共有することで，新たなものの見方にふれ，気持ちが前向きになるのである。

## ② 個別家族における心理教育

　一般的に，統合失調症の告知を受けて間もない患者とその家族へ向けて，早期に心理教育を導入することが予後によい影響をもたらすとされるが，集団を対象にした家族心理教育プログラムでは，個々に合わせた最適な時期に対応を図ることが容易でない。また，発病後間もない場合，統合失調症を患ったこと自体を受け入れることが難しく，グループへの所属を敬遠する家族も少なくない。

　そのような場合，個別家族で行う心理教育が適している。発病早期に行われる個別家族への心理教育は，医療機関で行われることが想定されるが，外泊時の前後や，家族面接時に合わせて，可能なかぎり，患者本人にかかわる家族全員を対象として行う。その際，精神保健福祉士はもちろんのこと，主治医や担当看護師ら専門職との組み合わせで行うことが望ましい。内容は，「統合失調症の症状，経過，治療法」「病気と付き合っていくうえでのじょうずな対応法」についての情報提供，家族内で抱えている問題点についての問題解決技法である。個別家族で行う心理教育は，本人の回復過程に沿って説明ができ，それを家族全員で共有することができ，家族のできることが見えやすいという利点がある。一方で，個別家族で行う心理教育は，家族グループ（集団で行う心理教育）と比べると，専門家－本人・家族の関係性が「共同治療モデル」になりにくい。その際，精神保健福祉士らは，本人，家族が質問したいことや気持ちを察知し，「何を聞いても，話してもよい」という雰囲気づくりに努め，双方向のコミュニケーションを促す。また，個別から集団への心理教育につないでいくことで，他の家族や社会資源と結びつきやすくなり，よりエンパワメントする効果が見込まれる。

### ③ 訪問による家族心理教育（メリデン版訪問家族支援）

　訪問による，本人と家族一人ひとりを含む家族まるごと行動療法的家族支援として，**メリデン版訪問家族支援**について紹介する。これも，家族心理教育の一つであり，心理教育の基本構造は共通している。加えてメリデン版訪問家族支援は，心理教育により獲得した知識やスキルを活かして，「本人と家族がそれぞれ力を発揮し，自分たちの力で話し合い，工夫をしながら困難を乗り切ることができる」ことを目標としている。イギリスのバーミンガム・ソリハル地区にあるメリデンファミリープログラム研修研究機関によって1998年より訓練が行われているものであり，日本においても2017(平成29)年にメリデン版訪問家族支援の普及を目的とした団体が立ち上がり，現在，ジャパンファミリーワークプロジェクトが，トレーナーと実践者（ファミリーワーカー）の養成を行う活動を広げている[49]。

　従来の家族面談では，本人を家族が腫物のように扱う，一方では，本人は病気を抱えていることを理由に家族へ強く自らの意向を伝えにくい等，家族間のコミュニケーションがうまくいかない場合，精神保健福祉士らは，本人を擁護する立場をとり，もしくは，家族それぞれに専門職が介入し，本人と家族の関係を調整することが多い。他方，メリデン版訪問家族支援では，8つの構成要素（①エンゲージメント，②家族一人ひとりのアセスメント，③家族全体のアセスメント，④情報共有，⑤「良い状態を保つプラン」づくり，⑥コミュニケーション・スキル・トレーニング，⑦問題解決技法，⑧家族ミーティング）に従って取り組み，本来家族がもっている力を取り戻し，お互いの気持ちを伝える練習を重ねる[50]。本人のみ，あるいは家族のみに個別に支援するのではなく，同時に，一緒に提供することにより，家族間の良循環を生み出す効果がある。

## E ● 家族による家族支援プログラム

　ここでは，家族による家族会（以下，**家族学習会**）を紹介する。このプログラムは，アメリカ発祥であり，Family to Family Education Program と呼ばれ，**全米精神障害者家族会連合会**（National Alliance for the Mentally Illness；**NAMI**）によって開発された。それを参考に，2003（平成15）年に旧全国精神障害者家族会連合会が，日本版を作成し，『家族による家族ゼミナール』[51]としてテキストを発行した。その後，2007（平成19）年度より COMHBO（認定特定非営利活動法人　地域精神保健福祉機構）が，「統合失調症の家族学習会普及事業」において，さらに家族が取り組みやすいプログラムへの改訂を重ね，実践者の研修と養成を開始した。『家族による家族学習会ガイド―精神障害をもつ方の家族のために』も発行されている。この家族学習会と家族心理教育との違いについて**蔭山正子**らは，「非臨床的介入であり，

実施期間は比較的短く，家族の負担感や対処技能など，家族自身に焦点を当てたプログラムである」と述べ，情報提供など教える側が専門家ではなく，訓練を受けた家族であり，アドボカシー要素を強調している[52]。

また，家族会例会（以下，例会）との違いとして，例会においては，体験的知識は，その時々のテーマや参加者の関心事に関する内容であり自由度が高いが，家族学習会は，1コース5〜6回，少人数で短期間に行われ，マニュアルを用い，構造的であることをあげている[52]。体験的知識は共有されるが，偏りなく包括的に共有されることが特徴である。

## F ● 家族会（セルフヘルプグループ）

**家族会**とは，お互いに悩みを分かち合い，つながり，お互いに支え合う**セルフヘルプグループ**である。

家族会組織には，いくつかの種類があり，「病院家族会」「保健所における家族教室」「地域家族会」，さらに全国や都道府県ごとの連合会などがある。全国組織としては，1965（昭和40）年に「全国精神障害者家族連合会」が結成されたが，財政悪化し，2007（平成19）年4月に解散した。その後同年5月からは「全国精神保健福祉会連合会（みんなねっと）」が結成され，47都道府県が加入している。家族会の機能としては，「相互支援（助け合い）」「学習（学び合い知見を広める）」「社会的運動（外に向かっての働きかけ）」を三本柱としている[53]。

まず，家族会は，家族同士が集い，語り合うことから始まる。同じ体験をした家族だからこそ，「わかってもらえた」と感じることができ，仲間意識が生まれる。孤立感を軽減し，安心して語れる場である。

さらに，セルフヘルプグループでは，ヘルパーセラピーの原則がしばしばみられる。この原則は**リースマン**（Riessman, F.）によって提唱され「援助する人がもっとも援助を受ける」という意味がある[54]。

例えば，家族会において，家族としての経験が長い参加者が，仲間の話に耳を傾け，自らの失敗体験談も含めアドバイスをしている光景がある。仲間から感謝の言葉を受けながら，「私の経験が他の人の役に立つと思うとうれしい」と語り，自尊心を取り戻し，生き方に自信をもつ。このように，セルフヘルプグループは，共に助け合いながら成長し，相互に前向きな気持ちを引き出す効果がある。

**引用文献**

1) 伊藤絵美：ケアする人も楽になる 認知行動療法入門 BOOK 1．医学書院，2011，p.20.
2) 伊藤絵美：同上書．pp.88-89.
3) 向谷地生良：当事者研究．精神科臨床サービス，13（2）：182-184，2013.
4) 伊藤絵美：前掲書．pp.97.

5) 三田村仰：はじめてまなぶ行動療法. 金剛出版, 2017, pp.23-24.
6) 浅野弘毅：精神医療論争史；わが国における「社会復帰」論争批判. 批評社, 2000, p.32.
7) 浅野弘毅：同上書. pp.42-43.
8) 大島 巌, 加藤大慈監：IMR入門；疾病管理とリカバリー. 地域精神保健福祉機構コンボ, 2015, p.11.
9) 松本俊彦：薬物依存症. ちくま新書, 2018, pp.176-180.
10) 松本俊彦：よくわかるSMARPP；あなたにもできる薬物依存者支援. 金剛出版, 2016, p.152.
11) 松本俊彦：前掲書9). p.297.
12) 研究代表者・松本俊彦：薬物依存症に対する認知行動療法プログラムの開発と効果に関する研究（平成22年度〜24年度）.
13) 吉田精次：「CRAFT」によるアルコール依存対策. 精神保健福祉白書2018/2019, 中央法規出版, 2018, p.45.
14) 松本俊彦：前掲書9). p.307.
15) 平井秀行：ハームリダクションのダークサイドに関する社会学的考察. 熊谷晋一郎編, 当事者研究と専門知；生き延びるための知の再配置, 臨床心理学増刊第10号, 金剛出版, pp.124-126.
16) 熊谷晋一郎：当事者の立場から考える自立とは. 太田順一郎, 中島 直編, 相模原事件が私たちに問うもの, メンタルヘルス・ライブラリー38, 批評社, 2018, p.114.
17) 松本俊彦：前掲書9). p.310.
18) 松本俊彦：前掲書9). p.20.
19) 浅野弘毅：精神科デイケア学；治療の構造とケアの方法. エム・シー・ミューズ, 2015, pp.30-31.
20) 池淵恵美：デイケアの概念と精神医療における位置づけ. 精神科臨床サービス, 7：310-315, 2007.
21) 伊藤順一郎：ACTはビークル（vehicle 車両）であって,「治療技法」ではない. だが…. 日本心理教育・家族教室ネットワーク第20回研究集会新潟大会抄録集, 2017, p.20.
22) 砂原茂一：リハビリテーション. 岩波新書, 1980, pp.212-213.
23) 松為信雄, 菊池恵美子編：職業リハビリテーション学；キャリア発達と社会参加に向けた就労支援体系. 改訂第2版, 協同医書出版社, 2006, p.42.
24) 日本職業リハビリテーション学会監, 職リハ用語集編集委員会編：職業リハビリテーション用語集；障害者雇用・就労支援のキーワード. やどかり出版, 2020, pp.18-19.
25) 大江 基抄訳：よりよい援助付き雇用のために（抄訳）. リハビリテーション研究,（70）: 27-32, 1992.
26) 伊藤順一郎編・監：研究から見えてきた, 医療機関と連携した援助付き雇用の支援のガイドライン. 独立行政法人国立精神・神経医療研究センター精神保健研究所社会復帰研究部, 2015.
27) Becker DR, Drake RE著, 大島 巌, 松為信雄, 伊藤順一郎監訳：精神障害をもつ人たちのワーキングライフ—IPS：チームアプローチに基づく援助付き雇用ガイド. 金剛出版, 2004.
28) 伊藤順一郎, 香田真希子：IPS入門；リカバリーを応援する個別就労支援プログラム. 地域精神保健福祉機構, 2010.
29) 厚生労働省, 独立行政法人労働者健康安全機構：心の健康問題により休業した労働者の職場復帰支援の手引き〜メンタルヘルス対策における職場復帰支援〜. 独立行政法人労働者健康安全機構勤労者医療・産業保健部産業保健, 2020.
30) 厚生労働省：メンタルヘルス対策に関連する資格等.
https://kokoro.mhlw.go.jp/qualification/
31) 厚生労働省, 独立行政法人労働者健康安全機構：職場における心の健康づくり〜労働者の心の健康の保持増進のための指針〜. 独立行政法人労働者健康安全機構勤労者医療・産業保健部産業保健, 2020.
32) 前田ケイ：基本から学ぶSST；精神の病からの回復を支援する. 星和書店, 2013, p.31.
33) 瀧本優子, 吉田悦規編：わかりやすい発達障がい・知的障がいのSST実践マニュアル. 中央法規出版, 2011, p.9.
34) 熊谷直樹, 天笠 崇, 加瀬昭彦, 他監：読んでわかるSSTステップ・バイ・ステップ方式；2 DAYSワークショップ. 星和書店, 2008, p.20.
35) 文部科学省初等中等教育局長：特別支援教育の推進について（通知）. 19文科初第125号, 平成19年4月1日, 2007.
https://www.mext.go.jp/b_menu/hakusho/nc/07050101/001.pdf
36) 中央教育審議会初等中等教育分科会：共生社会の形成に向けたインクルーシブ教育システム構築のための特別支援教育の推進（報告）. 2012.
https://www.mext.go.jp/b_menu/shingi/chukyo/chukyo3/044/houkoku/1321667.htm
37) 日本学生支援機構：令和元年度（2019年度）大学、短期大学及び高等専門学校における障害のある学生の修学支援に関する実態調査結果報告書. 2020.
https://www.jasso.go.jp/statistics/gakusei_shogai_syugaku/_icsFiles/afieldfile/2021/10/01/report2019_rev03.pdf
38) 文部科学省：障害のある学生の修学支援に関する検討会報告（第二次まとめ）. 2017.
https://www.mext.go.jp/b_menu/shingi/chousa/koutou/074/gaiyou/1384405.htm

39）日本学生支援機構編著：合理的配慮ハンドブック；障害のある学生を支援する教職員のために．2018.
40）日本学生支援機構編著：同上書．p.27.
41）J. レフ，C. ヴォーン著，三野善央，他訳：分裂病と家族の感情表出．金剛出版，1991，pp.111-113.
42）J. レフ，C. ヴォーン著，三野善央，他訳：同上書，pp.121-129.
43）伊藤順一郎，大島　巌，岡田純一，他：家族の感情表出（EE）と分裂病患者の再発との関連；日本における追試研究の結果．精神医学，36（10）：1023-1031，1994.
44）大島　巌，伊藤順一郎，柳橋雅彦，他：精神分裂病者を支える家族の生活機能とEE（Expressed Emotion）の関連．精神神経学雑誌，96（7）：493-512, 1994.
45）特定非営利活動法人全国精神保健福祉会連合会 平成21年度家族支援に関する調査研究プロジェクト検討委員会編：平成21年度厚生労働省障害者保健福祉推進事業 障害者自立支援調査研究プロジェクト『精神障害者の自立した地域生活を推進し家族が安心して生活できるようにするための効果的な家族支援等のあり方に関する調査研究』報告書．特定非営利活動法人全国精神保健福祉会連合会，2010.
https://seishinhoken.jp/files/medias_files/src/01ftb3yp78ath4wrm1dtmdh2vm.pdf
46）公益社団法人　全国精神保健福祉会連合会「精神障がい者の自立した地域生活の推進と家族が安心して生活できるための効果的な家族支援等のあり方に関する全国調査」調査委員会編：平成29年度「精神障がい者の自立した地域生活の推進と家族が安心して生活できるための効果的な家族支援等のあり方に関する全国調査」報告書．公益社団法人　全国精神保健福祉会連合会（みんなねっと），2018.
47）伊藤順一郎監，心理教育実施・普及ガイドライン・ツールキット研究会編：心理教育の立ち上げ方・進め方ツールキットⅡ；研修テキスト編．地域精神保健福祉機構・コンボ，2009.
48）浦田重治郎：心理教育を中心とした心理社会的援助プログラムガイドライン（暫定版）．2004.
49）佐藤　純：解説編①メリデン版訪問家族支援とは；その原則・目的・特徴について．精神看護，22（4）：325-329，2019.
50）佐藤　純：解説編②メリデン版訪問家族支援の8つの構成要素．精神看護，22（4）：330-336，2019.
51）全国精神障害者家族会連合会：家族による家族ゼミナール．ぜんかれん，号外，2003.
52）蔭山正子，大島　巌，横山恵子，他：家族学習会の特徴と効果．家族による家族学習会ガイド；精神障害をもつ方の家族のために．地域精神保健福祉機構・コンボ，2013，pp.31-46.
53）みんなねっと：家族会について．https://seishinhoken.jp/profile/families
54）アラン・ガートナー，フランク・リースマン著，久保紘章監訳：セルフ・ヘルプ・グループの理論と実際；人間としての自立と連帯へのアプローチ．川島書店，1985.

**参考文献**

1）山根　寛：精神障害と作業療法；治る・治すから生きるへ．第3版，三輪書店，2010.
2）香山明美：作業療法の基本的実践論．日本作業療法士協会監，作業療法学2　精神障害，作業療法学全書，改訂第3版，第5巻，協同医書出版社，2010.
3）三品桂子監訳：健康自己管理ワークブック；希望・選択・参加・リカバリー．学校法人花園学園　花園大学，2015.
4）エドワード・J・カンツィアン，マーク・J・アルバニーズ著：人はなぜ依存症になるのか；自己治療としてのアディクション．星和書店，2013.
5）松本俊彦，古藤吾郎，上岡陽江編著：ハームリダクションとは何か；薬物問題に対する，あるひとつの社会的選択．中外医学社，2017.
6）東畑開人：居るのはつらいよ；ケアとセラピーについての覚書．医学書院，2019.
7）日本精神保健福祉士協会，日本精神保健福祉学会監：精神保健福祉用語辞典．中央法規出版，2004.
8）世界保健機構（WHO）：医学的リハビリテーション専門委員会第2回レポート．リハビリテーション医学，8（2）：95-106，1971.
9）厚生労働省社会・援護局障害保健福祉部障害福祉課長：就労定着支援の実施について．障障発0330第1号，令和3年3月30日，2021.
https://www.pref.fukui.lg.jp/doc/shougai/shougaisien/housyukaitei_d/fil/26.pdf
10）厚生労働省：障害者の就労支援対策の状況．
https://www.mhlw.go.jp/stf/seisakunitsuite/bunya/hukushi_kaigo/shougaishahukushi/service/shurou.html
11）奥野英子，野中　猛編著：地域生活力を支援する社会生活力プログラム・マニュアル；精神障害のある人のために．中央法規出版，2009.
12）一般社団法人SST普及協会：http://www.jasst.net/top/
13）鈴木　丈編著，伊藤順一郎著：SSTと心理教育．中央法規出版，1997，p.50.
14）浦田重治郎（主任研究者）：心理教育を中心とした心理社会援助プログラムガイドライン．厚生労働省精神・神経疾患研究 委託費13指2，統合失調症の治療およびリハビリテーションのガイドライン作成とその

実証的研究成果報告書, 2004.

15）メアリー・エレン・コープランド著, 久永恵理訳：元気回復行動プラン；WRAP. 道具箱, 2009.

16）WRAP の道具箱：http://wrap-jp.net/index.html

17）徳永純三郎, 柏木　昭, 荒田　寛, 他編：改訂版第3版精神保健福祉士養成セミナー；精神科リハビリテーション学. 第3巻, へるす出版, 2005, pp.162-163.

18）厚生労働省：精神障害にも対応した地域包括ケアシステム構築支援情報ポータル. http://www.mhlw-houkatsucare-ikou.jp/

19）アメリカ連邦保健省薬物依存精神保健サービス部（SAMHSA）編, 日本精神障害者リハビリテーション学会, 日本心理教育・家族教室ネットワーク監訳：FPE・家族心理教育プログラム；ワークブック編. アメリカ連邦政府 EBP 実施・普及ツールキットシリーズ3-Ⅱ, 日本精神障害者リハビリテーション学会, 2009.

20）心理教育実施・普及ガイドライン・ツールキット研究会編：心理教育の立ち上げ方・進め方ツールキットⅠ；本編. 地域精神保健福祉機構・コンボ, 2011.

21）伊藤千尋：精神保健福祉領域における家族支援のあり方；統合失調症の子をもつ母親の語りから. 萌文社, 2019.

22）後藤雅博：家族心理教育から地域精神保健福祉まで；システム・家族・コミュニティを診る. 金剛出版, 2012.

23）白石弘巳：統合失調症からの回復を支える；心理教育・地域生活支援・パートナーシップ. 星和書店, 2010.

24）日本心理教育・家族ネットワーク, 全国精神保健福祉会連合会（みんなねっと）監, 伊藤順一郎, 他編集責任：統合失調症を知る心理教育テキスト家族版；じょうずな対処今日から明日へ. 全改訂第1版, 地域精神保健福祉機構・コンボ, 2018.

25）リッツ・カイパース, ジュリアン・レフ, 他著, 三野善央, 他訳：分裂病のファミリーワーク；家族を治療パートナーにする実践ガイド. 星和書店, 1995.

第 **4** 章

精神障害リハビリテーション
の動向と実態

この章で学ぶこと

Ⅰ 精神障害当事者および家族を主体とした
リハビリテーション
Ⅱ 依存症へのリハビリテーション

# I 精神障害当事者および家族を主体とした リハビリテーション

## A. 精神障害当事者および家族を主体としたリハビリテーションとは

「何かやりたいと言ったら支援者から止められてしまった」「仕事をしたいと言ったら，支援者からまだ早いと言われた」「退院したいと言ったときにはまだダメと言われたのに，もう退院を諦めたころに，『そろそろ退院しませんか』と言われた」。これらは筆者が当事者との対話の中で聞いた体験である。

精神疾患の治療は長期化することが多く，入院医療をはじめとする行動制限を伴う場合も多い。家族もまた，情報もなく，悩み苦しむ。そのような思いや経験をありのままに語り合い，受け止め，共感する場は少なく，病気のつらさと混在したまま，治療や支援によって受けているつらさをも抱え込んでいく。

**リハビリテーション**は，これまで治療者，支援者，専門職者がアセスメントし，支援がなされ（介入），振り返りがなされる（モニタリング）ことがほとんどであった。しかし，本人や家族からみえていること，感じていることは，経験のない支援者にはみえない思い，わからない感情がある。本人抜きに，本人の生活や支援について決めることをせず，本人を中心に据え，支援者との対話を通して展開される支援を本人主体とした支援という。

近年，**リカバリー**という考え方が欧米諸国では主流となっており，本人，家族をはじめ職種を超えて，リカバリーを目標とすることが謳われている。これまでの医療的な回復とは区別し，「**パーソナルリカバリー**」ともいわれ，きわめて個人的な本人（当事者）主体の言葉である。

当事者経験があり，研究者でもある**ディーガン**（Deegan, P. E.）は，「リカバリーは過程であり，生き方であり，構えであり，日々の挑戦の仕方である。完全な直線的過程ではない。時に道は不安定となり，つまずき，止めてしまうが，気を取り直してもう一度始める。必要としているのは障害への挑戦を体験することであり，障害の制限のなか，あるいはそれを超えて健全さと意思という新しく貴重な感覚を再構築することである。求めるのは，地域の中で暮らし，働き，愛し，そこで自分が重要な貢献をすることである」[1]と述べている。

そのうえで，リカバリーはリハビリテーションの努力のうえにある現象であるとしたうえで，リハビリテーションとリカバリーの違いについて，以下のように述べている。

「リハビリテーションは，障害のある人々に，（できないことを）できるようにさせ

るよう，サービスや技術を提供する。それによって彼らはその世界に順応することを学ぶ。リカバリーは，障害を受け入れ，その壁を乗り越えてきた人々の生きてきた現実の経験そのものをみる。リハビリテーションは『世間軸』をみるが，リカバリーは『自己軸』をみるといえるかもしれない」[1]。

このように，リハビリテーションでは，社会の見方や価値に適応させるあり方から，一人ひとりの経験そのものを重視し，一人ひとりの生き方を尊重するあり方をリカバリーとして提示されるようになった。

リカバリーの構成要素について，**アメリカ連邦保健省薬物依存精神保健サービス部（SAMHSA）**は10の基本的要素[*1]をあげており，その一つに「ピアサポート」が位置づけられており，ピアサポートは，リカバリーにおいて非常に重要な役割を果たすとされている[2]。

## B ● 精神障害当事者および家族が主体となるピア活動とは

### 1 ピア活動

**ピア活動**とは，「仲間との活動」を意味し，広義な言葉である。ここではその中の一つ，**ピアサポート**（仲間同士の支え合い）を主とした活動について取り上げる。

ピア（peer）とは，「（年齢・地位・能力などが）同等の者；同僚，同輩，仲間」を意味し，語源はラテン語の「平等な（もの）」とされている（Weblio 英和辞典）。例えば，同じ大学の学生同士も「ピア」であるし，子育て中の母親同士も「ピア」であり，くくり方次第で私たちの身近なところにもピアは無限に存在している。そのなかで，精神障害のある人同士，もしくはその家族同士などとくくればそれぞれが「ピア」であるし，精神保健福祉にかかわる人とすれば，支援者もボランティアも含めて「ピア」ということができる。つまり，「ピア」というときには，どういうくくりの「ピア」なのかが問われる。これは「当事者」という言葉も同様である。

本節においては主に，精神障害のある人同士のピアサポート活動，および，その家族同士のピアサポート活動について，その種類，意義，機能，実際の活動などについて述べる。

---

＊1 SAMHSA's National Consensus Statement on Mental Health Recovery "The 10 Fundamental Components of Recovery"（2006）の中では，① Self-Direction（自己志向），② Individualized and Person-Centered（個別化と個人中心），③ Empowerment（エンパワメント），④ Holistic（全体性），⑤ Non-Linear（非直線的），⑥ Strengths-Based（ストレングス基盤），⑦ Peer Support（ピアサポート），⑧ Respect（尊重），⑨ Responsibility（責任），⑩ Hope（希望）の10の基礎的要素を定義している。

## 2 ピアサポート

**ピアサポート**については，さまざまな領域で，さまざまな定義がされている。これらを総合し，「同様の経験をしている対等な仲間同士の支え合いの営みのすべて」と定義する。ピアサポート活動には，①インフォーマルなピアサポート活動，②フォーマルなピアサポート活動，③仕事としてのピアサポート活動の3つのステージに分類される。

### 1 ピアサポート活動のステージ

**（1）インフォーマルなピアサポート活動**

アフターファイブに友人とお茶を飲みながら仕事の愚痴をこぼし合うなど，自然発生的で気楽な仲間同士の支え合いである。すべての人が経験したことのある，身近なピアサポートである。このようなインフォーマルなピアサポート的な関係が私たちの暮らしの中に広がっていると，暮らしやすさにつながる。

**（2）フォーマルなピアサポート活動：セルフヘルプグループ，ピアサポートグループ**

精神障害のある当事者同士の当事者会や，家族同士の家族会など，同様の経験のある者同士が意図的に出会い，支え合う場を設定し，組織化した活動をいう。いわゆるセルフヘルプグループ（self-help group，自助グループともいう）やピアサポートグループなどが含まれる。

**セルフヘルプグループ**とは，ある個人やその家族が自分一人では解決できそうにない共通の悩み（問題，課題）をもつ当事者として，対等な関係の下，課題に取り組む自発的かつ意図的に組織されたグループである。それらは，専門職支援からは独立し，これまでの支援とは異なるオルタナティブな社会資源として，自主的・自律的に運営され，継続的な活動を行う。セルフヘルプグループは，自身の解決したい悩みや課題があり，そこからの解放を主目的とした，自身のために参加するグループである。

一方，**ピアサポートグループ**は，それぞれの解決したい共通する悩みや課題のある人が集まり，支え合う，もしくは「支える－支えられる」を超えて活動することを通して，共にリカバリーすることを目的としている。互いに支え合う場をつくるファシリテーター（促進者）として，トレーニングを受けたピアスタッフや専門職者がいる点が特徴である。

結果的には，両グループ共に，個々の苦しみや孤独から解放され，仲間を得て，リカバリーが促進される。

**（3）仕事としてのピアサポート活動：ピアサポーター，ピアスタッフ**

いわゆるピアサポーターやピアスタッフといわれる人たちが，金銭的報酬を得て行

うピアサポート活動を指す。ピアサポーター，ピアスタッフについての詳細は後述（D項）する。

### 2 ピアサポートのとらえ方

ピアサポートのとらえ方も多様である。主には，①新たな価値枠組みとして「価値論」，②関係性のありようとして「関係論」，③障害福祉サービスの制度枠組みの中で「制度論」，④支援アプローチとして「技術論」，⑤医療およびリハビリテーション医療およびリハビリテーションサービスとして「サービス論」，などがあげられる。実践論が先行している現状では，サービス論および技術論での議論が多く，さらに2021（令和3）年度より導入される「ピアサポート加算」によって制度の枠組みの中で論じられることが多くなるであろう。しかし，ピアサポートは，人と人との対等な関係性とそのつながりの営みすべてであり，理念である。支援現場に持ち込んだときに，新たな枠組みとしての新たな価値を生み出すことにこそ，ピアサポートの意義と価値がある。

## C 精神障害当事者および家族が主体のピアサポート活動の実際

### 1 当事者主体のピアサポート活動の歴史と実践的展開

当事者会の歴史は，アルコール依存症のセルフヘルプグループとして誕生した **AA**（Alcoholics Anonymous，**無名のアルコール依存症者たち**）に始まる。その後，日本生まれの断酒会が発足し，各地域レベルで展開されている。アルコール依存症本人のグループのほか，家族のグループ，また，アルコールのほかに薬物やギャンブル，摂食障害，性依存，感情・情緒の問題，ゲーム依存などの依存症（アディクション）関連のグループや，ひきこもり，トラウマ，対人恐怖など疾患名や課題ごとにグループが結成されている。

セルフヘルプグループでは，専門職との「支援される」関係だけでは得られない同様の経験をした者同士の対等な関係性のなかで，ありのままに語り合い，そして分かち合うなかで，人が生きていくうえで大切な力が湧いてくる。経験や思いを語り合うミーティングを中心に，普及啓発等の社会的活動を行うなど，そのありようはさまざまである。

本来，専門職との自立性が保たれていることが前提であるが，日本ではそのかかわりは多様であり，独立，協力関係，専門職がかかわるグループなどさまざまである。

一方，ピアサポートの歴史は，1800年代にイギリスのランカスターやアメリカの学校教育の中で先輩が後輩の生活や学習の世話をする形態から誕生している。ピアサ

ポートという用語が用いられるようになったのは，1900年初頭，ニューヨークで非行防止を目的として制度化された**BBBS**（Big Brothers Big Sisters，アメリカではBBBS，日本では**BBS**と表記される）からといわれている。1910年代に日本に紹介され，1947（昭和22）年に「京都少年保護学生連盟」によって日本BBS運動が開始されている。

　障害福祉領域では，1960年代にカリフォルニア州バークレーで重度の身体障害のある**ロバーツ**（Roberts, E.）らによって「**自立生活運動**」（Independent Living Movement；**ILM**）が始まり，1972年に当事者である障害者自身がサービス供給の主体となる「**自立生活センター**」（Center for Independent Living；**CIL**）を設立した。日本においては1986（昭和61）年に**中西正司**を代表とする日本最初のCIL「**ヒューマンケア協会**」が設立された。自立生活センターでは仲間（ピア）への基本姿勢として**ピアカウンセリング**の考え方と実践が導入された。

　精神障害の領域では，1986年に北海道札幌市にある当事者団体「**すみれ会**」が当事者のみで運営する作業所を開設した。これが日本で最初の精神障害者の当事者運営事業所である。また，**JHC板橋会**（東京都板橋区）が1991（平成3）年に，カリフォルニア州サクラメント市のコンシューマー・セルフヘルプセンターからロンビンソン夫妻を招き，ピアカウンセリングセミナーを開催し，精神障害領域におけるピアカウンセリングを導入した。また**加藤真規子**が1998（平成10）年に「**精神障害者ピアサポートセンターこらーるたいとう**」を開設するなど，1990年代にピアサポートの言葉とともに実践が展開されていった。また，「べてるの家」の前身である海産物製造販売を営む事業所が1989（平成元）年に設立され，その後2002（平成14）年に「**浦河べてるの家**」が設立されている。

　2000（平成12）年になるとピアサポートの実践が多様に展開されていった。2001（平成13）年に大阪府で「精神障害者ピアヘルパー養成」が始められ，各地で養成が始まった。さらに2003（平成15）年度よりモデル事業として開始した「精神障害者退院促進支援事業」の中で，長期入院者の同行支援等を行う「**地域移行ピアサポーター**」が登用されるようになった。これにより「ピアサポーター」の雇用や活動が全国に広がった。

　2009（平成21）年度から国の研究補助事業としてピアサポーターの人材育成に関する研究が開始された。その動きの延長線上に，2021年度から開始される「**ピアサポート加算**」が制度化された。

　2014（平成26）年には自らの経験を活かして働くピアスタッフの全国組織「**日本ピアスタッフ協会**」が設立されている。ピアスタッフは一人職場が多く，葛藤を抱え孤立してしまうことから，ピアスタッフ同士の支え合い，学び合い，情報共有や交流を目的に「全国ピアスタッフの集い」や研修会などを開催している。

## 2 家族主体のピアサポート活動の歴史と実際

**家族会**は1950年代後半より精神科病院単位で精神障害者家族会が全国各地で作られ、1965（昭和40）年に**全国精神障害者家族会連合会（略称・全家連）**が結成された。その後、2007（平成19）年に解散し、後継組織として、**全国精神保健福祉会連合会（愛称・みんなねっと）**と2007年に創設された**地域精神保健福祉機構（略称・COMHBO）**がある。

家族は、歴史的、制度的、社会的にこれまで多くを背負わされてきた。本人同様に障害をひた隠しに生きざるを得ず、孤立してしまう家族は少なくない。家族は、本人にとってもっとも身近な支援者である一方で、障害のある当事者本人とは異なる苦しみ、つらさを抱えている。家族もまた、支援を必要としているのである。しかし家族が、家族としてのつらさや思いを相談できるところは少なく、サービスとして確立されていない。このようななかで家族会は家族にとって唯一の支援組織であり、とりでとしての重要な役割である。

親の高齢化とともに「**親亡き後**」は1つのテーマとなっている。また、近年は兄弟姉妹の会や精神障害のある親をもつ子どもたち（**ヤングケアラー**）の会など、家族の構成メンバーの変化に合わせた家族グループが形成されている。

## D • ピアサポーター，ピアスタッフ

### 1 ピアサポーター，ピアスタッフとは？ ―新たな固有のポジション―

**ピアサポーター，ピアスタッフ**とは、「自身の経験を生かして、仲間（利用者）のリカバリーに寄与するもの」と定義できる。さらに常勤、非常勤を問わず（雇用契約を締結して）報酬給与を得ている者をピアスタッフ、ボランティアやセルフヘルプグループ等のリーダーなどで貢献している者をピアサポーターと区別して使用する場合もある[1]。

これまでの「支援するもの」「支援されるもの」という枠組みで構成されていた支援システムに、新しい固有のポジションとしてピアスタッフが位置づけられるものである。既存の「支援するもの」だけでもなく、「支援されるもの」だけでもない、「支

---

[1] 実際には呼称は統一されておらず、全国各地に存在している「地域移行ピアサポーター」雇用契約を締結している非常勤としての雇用や、2021年度より障害福祉サービス事業の加算の対象となっているのは「ピアサポーター」としている。雇用主であるピアスタッフやフリーランスで事業主として活動するピアスタッフなどもみられるなど、現状はさまざまな雇用形態、活動形態があり、それらはさまざまに呼称され、また自称している現状である。

援する，かつ，されるもの」であるピアスタッフが支援システムで協働し，その魅力を発揮するためには，新たなポジションを支援システム全体で構築していく必要がある[3]。

　仕事としてのピアサポート活動，つまりピアサポーターやピアスタッフの活動について，**ソロモン**（Solomon, P.）は，以下の3通りに分類している[4]。

### ■1 当事者（ピアスタッフ）運営のピアサポート活動

　事業所のスタッフ全員が経験のある当事者（ピアスタッフ）で運営されている活動で，日本では，すみれ会（北海道札幌市）やポプラの会（長野県長野市）などがあるが，非常にまれな活動形態である。アメリカをはじめ欧米諸国には多数存在している。

### ■2 専門職とピアスタッフの協働型（パートナーシップ）のピアサポート活動

　ピアスタッフと専門職スタッフが協働して運営している活動をいい，日本では，浦河べてるの家（北海道浦河郡），ふれあいセンター(沖縄県那覇市)，PEER + design（ピア・デザイン，北海道札幌市），リカバリーセンターくるめ（福岡県久留米市）などの活動がこの形態にあたる。日本ではまだまれな活動形態である。

### ■3 専門職運営事業所で被雇用のピアスタッフによるピアサポート活動

　経験のない専門職等が雇用主で，ピアスタッフが雇用されている形態である。日本のピアスタッフの大半がこの形態により雇用されて活動している。

## 2　ピアスタッフ，ピアサポーターの歴史と実践

　精神保健福祉領域のピアスタッフの起源は，**デイヴィッドソン**（Davidson, L.）らによれば18世紀後半にパリのビセートル病院において主任医師**ピネル**（Pinel, P.）が回復した患者を病院のスタッフとして雇用したことであるとしている[5]。ピネルはピアスタッフを「穏やかで，正直で，人道的で」「残虐行為から脱却し」，患者に「親切」であるとし，これらによって病院の哲学が変わったとする記述が残されており，その後，ほかのいくつかの入院施設でピアスタッフの定期的な雇用がなされた[5]。

　アメリカにおいては，**サリバン**（Sullivan, H. S.）が1920年代にボルチモア郊外のシェパード・アンド・イノック・プラット病院にて，入院中のプログラムに精神疾患から回復した男性を採用したことが残されている。サリバンはピアサポーターらのリカバリーの人生経験が特別な感受性をもたらし，人道的で思いやりのある方法で同様にもがき苦しむピア（仲間）のリカバリーに貢献するとし，独自の資格を与えるとした[6]。

アメリカでは公民権運動が起きている一方で，教育領域においてピアサポーターが誕生し，実践的に展開している。その起源は先に述べた1965年のBBBS活動である。

その後，アメリカでは，1999年に全米でもっとも低レベルの精神保健福祉状況であることが公表されたジョージア州が，州をあげてパラダイム変革を起こすにあたり，「認定ピアスペシャリスト制度」が創設された。経験のある精神障害のある人々が，必要な研修等を受けて受験資格を得て，試験に合格すると州の認定が得られる制度であり，「自らの人生経験を生かして仲間のリカバリーに寄与する新たな職種」として位置づけられた。

## ③ ピアスタッフ，ピアサポーターの役割

ピアスタッフの主な役割については，主に以下の4点があげられる。

### ■ ピアサポート的関係性の促進

#### （1）真の（実感を伴った）傾聴と共感

同様の経験を体験している者同士だからこそ，我が事として聴き，共感することができる。そして，自身の経験を重ねつつ，我が事として聴いたうえで，利用者との相互作用の中から生み出される対話があり，それによってさらなる語りが生まれ，対話が生まれる循環をつくる。

#### （2）ピア（仲間）だからこその共有

「当事者同士だからこそ」言えることがある。同じ仲間同士だからこそ率直な意見や思いを伝えても，自らが考える機会を奪われずに，意見の採否の自由を担保されるなかで自らの選択をする。また，同様の体験をしている仲間だからこそ，病や障害の経験，失敗した経験などをユーモアに変えて共有することができる。

#### （3）同様の経験があるもの同士が紡ぐ対等性

「同様の経験を共有」している者同士は，おのずとその「同様の経験」を前に「対等な関係性」を構築することができる。そこで交わされる言葉は「経験」からの言葉であり，経験の語り合いが紡ぐ「対話」となる。

### ② 経験の語り合い

経験を「語る」というときには，語る先にいる「他者」の存在が重要な意味をもつ。ジンガロ（Zingaro, L.）が「自己開示は関係"の中で"語る行為」[7]としているように，語る「他者」がいて，自ら語ろうとする「物語」が生成される。リカバリーの道を一歩でも歩み始めている者の経験の語りは，すべて「リカバリーストーリー」ということができる。これらの「語り」から紡ぎ出される「物語」は，その他者と共に創り上げていく過程の産物ということができる。

### 3 ロールモデル

　精神障害のある人々は，病気になり，さまざまなことを諦めざるを得ない経験を積み重ねていることが少なくなく，夢や希望を諦めることを必死に受け入れてきたプロセスがある。長期間の入院を余儀なくされている人の中には，退院を希望していたにもかかわらず，なかなかかなわなかった時間があまりにも長く，いまさら地域で暮らすことなど諦めるのみならず，むしろ怖くなってしまっている人が少なくない。入院経験がありながらも地域で暮らすピアサポーターと出会うことで，これまでかたくなに拒んでいた退院について，「自分もできるかもしれない」「退院したい」という希望へと変化する。ピアサポーターの存在と経験の語りは本人のかたくなだった心を動かす力がある。病気や障害によって，さまざまなことを諦めてきた人生から，「同じように入院していた人がこうして働くことができるんだったら，私もできるかもしれない」という思いを抱く存在，いわゆるロールモデルとしての役割がある。

### 4 ピア・アドボケイト

　アメリカにおいて，とりわけカリフォルニア州などでは，認定ピアスペシャリストらは所属機関では「アドボケイター」と呼称されていることが多く，認定ピアスペシャリストの中心的な役割としてアドボケイト機能が期待されていることがわかる。サービス機関の中に「アドボケイトルーム」があり，ほかの当事者組織等に雇用されている認定ピアスペシャリストが出向する。つまり第三者的立場としてさまざまな相談を受けられるようにしている。

　また，日本においてはピアサポーターの活躍の場は「地域移行ピアサポーター」や障害福祉サービス事業所が中心であるが，マディソン市（アメリカ・ウィスコンシン州デーン郡）では，まずもっとも人権侵害が起こりやすい急性期にピアスタッフを導入していた。

## 4 ピアスタッフの価値および意義

　ピアスタッフの存在は，①リカバリーの証明となる，②リカバリーの連鎖をつくるきっかけをつくる（継承性），③固定化した関係性からの脱却と，当たり前の関係“互恵性”の再構築を含めた新たな関係性を構築するきっかけとなる，などの価値があり，これらは専門職には代わることができないものである。

### 1 リカバリーの証明

　誰もがリカバリーの道を歩むことができる，ということを信じることが，リカバリーの前提条件である。リカバリーを信じる力は，いかに多くのリカバリーの道を歩んでいる人に出会うかである。ピアスタッフ，ピアサポーターはまさにリカバリーの証明として，当事者，家族，専門職がリカバリーを信じるきっかけとなり，希望を与

える存在としての価値がある。

## 2 リカバリーの継承性

他者のリカバリーストーリーを聴くと，おのずとかたくなに語ってはいけないと思っていた心が解けて，いつのまにか自らのこれまでの体験を語り始めるという現象が起こる。リカバリーストーリーを語ることでリカバリーが促進されるきっかけとなる。ピアスタッフ，ピアサポーターがリカバリーストーリーを語り始めると，語りを促進し，リカバリーのきっかけを得ることとなり，これは専門職支援では代わることのできない価値である。

## 3 固定化した関係性からの脱却と新たな関係性の構築〜当たり前の関係 "互恵性"の再構築〜

ピアスタッフ，ピアサポーターは，「支援されている者」でありながら，「支援する者」でもあり，これまでの既存の支援システムにはない新たな立ち位置の存在である。「支援される者」の規定を揺るがし，これまでの固定化した関係性から脱却し，新たな関係性を構築せざるを得なくなる。それは，誰もが支援を必要とし，また誰もが支援することができるという当たり前のことを再認識する営みでもある。長らく支援され続けていた利用者等にとって，本来当たり前の関係性としての"互恵性"を再構築するきっかけとなる存在としての価値がある。

前述の1〜3の存在価値をもつピアスタッフがサービスシステムに導入され，新たなポジションが生成されたなかで協働することにより，以下の6点の変化が生まれる可能性がある。これらの変化は，これまでの専門職主導サービスからリカバリー志向に変革する方向性を抱くサービスシステムに初めて起こり得るものである。専門職支援のあり方を見直し，これまでの支援のあり方へ意識を見直していくなかで，ピアスタッフとの協働により，具体的な変化，変革の内実がみえてくる。

### （1）利用者のリカバリーの促進

長い患者役割のなかでリカバリーを諦めていたところから，リカバリーの道を歩むピアスタッフとの出会いによって，彼らがロールモデルとなり，リカバリーへの希望を抱き，リカバリーの道を歩み始めるきっかけとなる。ピアスタッフが利用者の話に耳を傾け，リカバリーに貢献する自らの人生経験を適切に差し出すことができ，そのことこそがピアスタッフの固有性（専門性）である。

### （2）ピアサポーター自身のリカバリーの促進

役割をもち，人の役に立っていることで自身の存在意義や価値を実感することであり，働くことによってリカバリーが促進されることはすでに多くの研究成果で明らかになっている。ピアサポーターはとりわけ，自分の経験という非常に個別性の高い，

自分だけの経験を差し出すことで他者の役に立つことを実感する。また，リカバリーストーリーを語ることそのものがエンパワメントを引き起こす。これらによってピアサポーター自身のリカバリーが促進される。ただし，ピアスタッフのリカバリーが一義的な目的になるのではなく，ピアスタッフが働くなかで結果的に得られることである。

### （3）専門職のリカバリー志向への意識の変化

利用者のリカバリーや，ピアサポーターのリカバリーを目の当たりにすることで，誰もがリカバリーの道を歩むことができることを信じるようになり，いわゆるリカバリー志向に変化する。ピアスタッフの導入によって，専門職者らの精神障害者に対するスティグマが軽減されることを示す研究結果もみられる[8]。

そして，ピアスタッフやピアサポーターと働くことに葛藤や抵抗を感じていた職員が，彼らはいなければならない存在であると気持ちが変化していく。

### （4）新たな視点から生まれる新たなサービスの創造～リカバリー志向サービスの創造～

制度やサービスを考え，作っていく過程にピアスタッフが加わることで，サービスを受ける立場に立ったサービスが生まれる。例えば，薬を飲みたがらない利用者に対して，ピアスタッフは服薬のつらさに共感し，自らの服薬への抵抗があったときのことから，服薬が必要だと思ったきっかけや，服薬しながら生活している日々の生活ぶりなどを差し出すことができる。また，そのような利用者が複数名いたら「お薬講座を開こう」「みんなの薬の体験談を聞く場をもとう」などのアイデアから，新たなプログラムが生成される。これまで欠けていた視点である。ピアスタッフによって新たなサービスが生まれ，それらのプロセスが共同設計・共同創造（コ・デザイン／コ・プロダクション）であり，リカバリー志向のサービスである。

### （5）新たな関係性から生まれる新たな文化の創造～リカバリー志向の文化への変革～

支援システムの中ではおのずと「支援する側，される側」という固定化した役割に分別され，それによって固定化した関係性が生成されていた。支援される人もする側になっているピアスタッフの存在によって，これらの固定化した役割や関係性に揺らぎをもち，新たな利用者像，支援者像を形成し，それによる新たな支援関係を構築していくこととなる。それらの変化の方向性が，「誰もがリカバリーの道を歩むことができる」前提に立った支援文化，いわゆるリカバリー志向の文化が構築されていく可能性をもつ。

### （6）社会変革～ダイバーシティとコミュニティ・インクルージョン（D&I）の実現の具体的な方途として～

ピアスタッフはまさにリカバリーの証し（エビデンス）としての存在でもあり，職員の意識や組織の文化がリカバリー志向へと変化していく。

このような変化は，精神保健福祉領域のみならず，さまざまな社会の中でこれまで

の固定化した役割や関係性を問い直すきっかけとなり得る。また、ピアスタッフは、自らの経験を開示して社会で働いており、精神障害者に対する社会の偏見を変えていく存在でもある。**モーブレイ**（Mowbray, C. T.）らは、ピアスタッフは、精神保健福祉システムに多くの変化、発展をもたらすのみならず、社会変革をももたらすと結論づけている[9]。

## E ● 当事者主導プログラム

前述したセルフヘルプ（グループ）やピアサポートは当事者主導によって展開されるプログラムである。

SAMHSA によれば、アメリカの研究で、精神科医療だけを利用する人と、加えてピアサポート等を利用している人を比較した結果、後者のほうが、幸福感が有意に高いという結果が得られ、それらに共通する要素として抜き出したものが「**当事者主導サービスプログラム**（consumer operated services program；**COSP**）」と定義された。当事者主導サービスプログラムは、SAMHSA が推奨する研究成果の裏づけがあるプログラムの一つとされている。

当事者主導プログラムの役割は、①相互サポートの提供、②コミュニティづくり、③サービス提供、④アドボカシー活動、の4点があげられる。

当事者主導プログラムの効果が発揮されるための構造的要素として、①当事者によるコントロール（主導）、②利用者による活動、③参加型リーダーシップ、④自主的な参加、があるとしている。

当事者主導プログラムの原則や考え方として、エンパワメント機能とケア機能の2つの領域に分けられる。エンパワメント機能としては、①個人のエンパワメント、②集団のエンパワメント、③ソーシャルアクションを通じたエンパワメント、④意識の高まり、⑤自主性、の5点があげられる。ケア機能としては、①リカバリー志向、②友好的で共感的なピアサポート、ヘルパーおよびピアの原則の実践、③コミュニティに貢献し互助や相互的責任を育む、④安心で一方的な判断をしないサービス、⑤文化的包容力、⑥「失敗する権利」を含めた経験的知識、⑦人間性、の7点があげられている[10]。

当事者主導プログラムとして生まれてきている活動や手法として、**12のステップ**、**WRAP**（元気回復行動プラン）や、**動機づけ面接**、**トラウマインフォームドケア**、**当事者研究**などがある。

## F ● 当事者および家族によるピアサポート活動の意義および役割

　長らく当事者や家族は弱い立場にあり，保護し支援されるべき存在であり，彼らを支援することで元気になると信じ，専門職等のみによって制度やサービスを作り展開してきた。しかしながら，すでに欧米諸国の研究によって，専門的支援のみよりも，ピアサポート等の活動へ参画することによってより幸福感を増すという結果が得られていることからも，専門職だけによる支援の限界を認識することから始まる。そして，支援文化の中で支援を受けることが当たり前になり，受動的な存在として主体性を奪われた当事者に，主体性を取り戻し，育み，当事者主導によるピアサポート活動をいかに展開していくかを考えていくことが，これからの専門職の役割である。

　これらは，専門職支援とは異なるもう一つのオルタナティブとしての意義があり，それはいわゆるサービスプログラムの一つとしての位置づけではなく，専門職主導の支援のなかで傷ついた経験をも癒やし，人間としての尊厳を回復する営みを自らのうちに湧き起こす力をもつ。一方で，ピアスタッフを導入し，協働するプロセスを通して，既存のサービスプログラムをリカバリー志向へ変革していく意義がある。

　これらピアサポートをはじめとする当事者主導のサービスプログラムは，これまでさまざまな支援を試みても，自身がリカバリーを諦めていた利用者の心を動かし，リカバリーのきっかけを与える価値とともに，専門職の意識の変革，サービスの質の変化，組織文化の変革，そして社会変革の可能性が開かれている。これらは，既存の支援のあり方をリカバリー志向へと変革するというパラダイム転換の文脈の中でこそ，その価値や効果が発揮される。そして，その先には多様な人々が共に暮らす［ダイバーシティ＆インクルージョン（D&I）］ことを実現するという共通目標がある。

## Ⅱ　依存症へのリハビリテーション

　これまで**依存症**（dependence，使用障害）というと，その代表となるものにアルコール依存症がある。歴史的に依存症をもつ人への対応は誤解とスティグマが中心となるものであった。意志が弱い・未熟者・身勝手・だらしがない・自業自得等々と解釈をされていた時代があり，現在においてもそのようなレッテルが貼られてしまう病気・障害である。

　古くからとても身近なアルコール飲料であるが，アルコールの過飲の末に飲酒のコントロール障害が起こり始める。飲み方・酔い方の変化を伴いながら最終的には離脱症状といった身体依存まで進行していくことをいう。つまり「酔っ払うまで飲む」

図4-1 ◆ アディクション

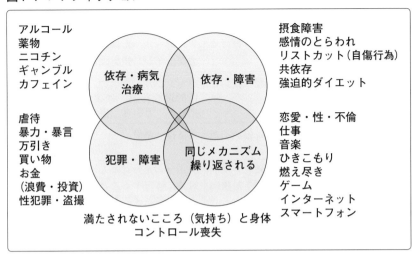

資料　長坂和則編著：よくわかるアディクション問題；依存症を知り，回復へとつなげる，へるす出版，
　　　2018，p.33.

「とことん飲む」など，飲酒をし始めると飲み終わりはいつも同じ状態になってしまうことである。単に毎日飲酒することを指すのではなく，飲酒をすると「コントロール障害」が起こることを意味するものである。

　飲酒にまつわるさまざまな問題が表面化し家族を含め周囲の人々は，それらの問題を解決に向かわせようとするが，徐々に深刻化していき身体的な疾患（内科系・外科系など）の罹患から，家庭生活（子どもたちまで巻き込み）や経済的問題と社会における信用までも破綻してしまう病気である。

　アルコール依存症の場合は，精神医学的に診断基準もあり，治療や社会心理的アプローチなどが確立している。つまりアルコール依存症は病気であるという概念である。一方でこの依存症という診断等に含まれず存在するさまざまな依存や障害がある。

　つまり，それぞれの依存症の特徴となる（コントロール障害等）と重なりながらも，異なる意味をもちながら使われてきた背景がある。しかし，さまざまな依存や障害を広くとらえるとアディクション［addiction，嗜癖（しへき）］問題ということになるであろう（図4-1）。

　**アディクション**（表4-1）とは，ある特定の物質・行為・行動・人間関係にのめり込み，いわゆる"ハマり込む"（とらわれる）状態に陥ることを指し，快感や刺激（報酬効果）を求めるために，有害な問題が生じているのにもかかわらず，特定の対象・行為を遂行もしくは継続しようとし，正常なコントロールができなくなり，コントロール障害を引き起こすものである。このアディクションが依存症や障害へと発展（進行）していき，次々と問題を引き起こし，家族をはじめ，本人を支える人々を巻

**表4-1 ▶ アディクションの一般的な種類と分類**

| 種　類 | 内　容 | その対象 |
|---|---|---|
| 物質を求めるアディクション | 特定の物質を摂取し続ける行為 | アルコール，たばこ，薬物<br>カフェイン，摂食障害 |
| 過程を求めるアディクション | 特定の行為・過程に強いこだわりをもつ | ギャンブル，買い物，繰り返される暴力，性的逸脱行為，仕事，ゲーム，インターネット，万引き，摂食障害 |
| 関係性のアディクション | 特定の人間関係に強いこだわりをもつ | 共依存，恋愛 |
| クロス・アディクション<br>重複しているアディクション | 同時に複数（重複した）アディクション問題を対象に強いこだわりをもつ<br>またアディクションが他の問題へと移行する | アルコールからギャンブルへ，または他の対象に移行することや，摂食障害やリストカットなど複数を抱える<br>また，感情のとらわれとも関連し，心配が怒りや不安・ネガティブな感情を引き起こす |
| その他のアディクション | アディクションのメカニズムと共通する特徴をもつ | ひきこもり，燃え尽き |

資料　長坂和則編著：よくわかるアディクション問題；依存症を知り，回復へとつなげる．へるす出版，2018, p.33.

き込みながら深刻化していくものとなる。やがて，本人や家族は精神的・経済的に追い込まれていき，社会的信用の失墜や生活の破綻に陥り，最終的には精神的・身体的疾患を患いながら死へといざなわれていく[11]。

## A・治癒と回復の意味

　一般的に治癒とは，その疾患となる傷や病気に対して治療（手術・投薬）の効果によって治る・完治・根治するという意味となる。しかし，アディクション問題には治癒はなく，例えばアルコール依存症であれば再飲酒によって元の状態に陥ってしまう。時には以前よりもひどい状況に陥る場合もある。つまり，飲み続けるかやめて新たな人生を生きていくかの選択となる。

　自分自身に起こっているアディクション問題に向き合い，認め，治療や支援を受けることによって，生活のバランスやアディクションを使用しない新たな人生を取り戻し生きていくことが可能な病気や障害であることから「回復」という言葉が用いられる。

　これは治療を受ければすぐによくなったり，アディクションの対象となっているものをやめればよくなったり，すぐに回復したりするものでもない。例えば，アルコールや薬物であればその行為の一切を絶つことは可能であるが，摂食障害は食べることにコントロールを失っている障害であり，人は食べなければ生きていけないため断つことは不可能となる。

さらには，アディクション問題の陰には実際に，親との葛藤のなかで育ってきた家庭環境や傷つきながら生きてきた背景をもち合わせる人々が存在する。生きづらさを抱えながらこのアディクション問題に陥った人々がおり，幼いころや思春期などに傷ついた体験が癒やされず，なかなかアディクションから抜け出せないでいることも事実である。

そこから抜け出すには，この病気や障害のメカニズムを理解して，情報と知識を得ることによって依存をやめて生きるといったことが「回復」につながるものとなる。自分の生き方と複雑に絡み合っているアディクション問題であるからこそ，自分に正直になって自分の問題を見つめ向き合いながら，そして自分を受け入れつつ治療や仲間との関係のなかで回復へのプロセスを歩むことにより，その対象となるアディクションがなくても生きられる自分の存在を見つけ出していくことが重要なリハビリテーションとなる。

## B ● アディクションと否認

アディクションは「否認の病気」ともいわれるほど，「**否認**」はすべてのアディクション問題にみられるメカニズムともいえる。自分ではある程度，問題があることは多少なりとも意識や理解をしているが，一方でそれを認めることも，手放すことも，奪われることも，不安で苦しいのである。そのため正当化や一般化をしたりディフェンスをもって逃れようとしたりしてしまうのである。時には自分がのめり込んでいるアディクションに対して指摘をされたり忠告を受けたりすると，過剰な攻撃をし，相手を黙らせ自分の問題から逸らしてしまう言動や行動となっていくのである。

「自分よりひどいやつはたくさんいる」「自分はそんなに迷惑をかけていない」「きっとどうにかなる」「今回だけ失敗した」「誰かが何とかしてくれる」「今度はじょうずにやってみせる」等々である。

しかし，アディクション問題が深刻化すればするほど，家族関係や職業においても危機的状況が認識できず，周囲の評価と自分との評価に大きなズレを生じさせてしまうため，深刻化した自分の問題を直視することができなくなり，今起こっている事態を「認める」ことができない状態に陥るのである。そして，再びアディクションの対象となっているものを使用したりのめり込んだりして進行していくのである。

また，アルコール依存症の特徴には「ブラックアウト，記憶の欠落」があり，飲酒の結果，まったく記憶がない状態となる。つまり，酔ったうえでの言動や行為が記憶されず，責められたり忠告を受けたりしても，理解ができないのである。周囲の人々はあれだけのことをして「とぼけている」と判断しやすく，反対に本人は記憶がないことから事実を正しく認識することができないのである。

## C • 代表的なアディクション

### 1 アルコール依存症

**アルコール依存症**は，精神疾患の診断・統計マニュアル第5版（DSM-5）に分類されているアルコール使用障害の11項目のうち，2つ以上の項目が同じ12カ月の期間内のどこかで起こることが診断基準となっている。

基準を2〜3つを満たす場合には軽度（Mild），4〜5つを満たす場合には中等度（Moderate），6つ以上を満たす場合には重度（Severe）となっている。飲酒をすることによって不利益なことが生じてくることを意味するものである。

飲酒のコントロール障害が起こり，アルコール血中濃度の低下によって引き起こされる身体依存の特徴となる離脱（退薬）症状の出現がある。いわゆるアルコールが体内から抜けていくと，振戦（手の震え）・発汗（ひどい汗）・いらいら・微熱などの症状が出現する。

アルコール依存症の治療として使用される抗酒剤としてシアナミド（シアナマイド®，水薬），ジスルフィラム（ノックビン®，粉薬）がある。

経口から摂取されたアルコールは，1時間以内に十二指腸・小腸から吸収され，体内に吸収されたアルコールの90％は肝臓で分解される。抗酒剤はこの代謝過程においてアセトアルデヒドが分解されるのを阻害する薬である。つまり，この抗酒剤が作用している間にアルコールを摂取するとアセトアルデヒドが体内に蓄積し，不快な悪酔い症状が出現するのである。抗酒剤はアルコールが嫌いになる薬剤ではなく，今日一日飲めない，飲まないための断酒に対するモチベーションを高め飲酒欲求の減退と再飲酒予防の効果を期待するものである。

そのほか，強い不眠に対応する睡眠導入剤など，飲酒による内科的な疾患を合併する場合も多く，同時に治療が行われていく。

**表4-2**にアルコール依存症の入院治療プログラムを示す。

### 2 薬物依存症

薬物には，中枢神経系に作用し興奮する効果をもつ覚醒剤，たばこ，コカイン，咳止め薬，抑制する効果をもつアルコール，モルヒネ，シンナー，マリファナ，睡眠剤，精神安定剤などがあり，ほかには幻覚を引き起こす有機溶剤（シンナー，トルエン，ボンド等），マリファナ，LSD，PCPなどがある。

そのほかに，市販薬（精神安定剤・鎮痛剤等），医師からの処方薬などの依存もある。わが国には麻薬及び向精神病薬取締法があり，禁止薬物を輸入，輸出，製造，製剤，譲渡することは，取り締まりの対象となっている。

**ハームリダクション**（harm reduction）とは，薬物による被害を低減させるとい

**表4-2 ▶ 入院治療プログラム（一例）**

| 治療のプロセス | 内　　　　容 |
|---|---|
| 第1期治療 | 入院初期の段階では離脱症状の治療・身体合併症の治療と初期教育が実施される |
| 第2期治療 | 中期においては身体（内科的）・身体合併症のケアの継続とレクチャー（勉強会・集団療法）が実施される |
| 第3期治療 | フォローアップ・入院中から地域のセルフヘルプグループ（断酒会・AA）でリハビリテーション |

資料　山本由紀編著，長坂和則著：対人援助職のためのアディクションアプローチ；依存する心の理解と生きづらさの支援．中央法規出版，2015，p.264.

う意味をもつものである。現在，カナダのトロントで薬物依存症者に対してこの取り組みがなされている。このハームリダクションの施設では，薬物を安全に使用可能な器具（注射器等）やいくつかのブース（いわゆる注射室）が準備されている。つまり，衛生的な環境と器具で，その場に限って薬物の使用が認められているのである。ここでの薬物使用だけは，警察に逮捕されない構造をもち罪に問われることがない。

　薬物依存症者の多くに見受けられる仲間との注射器の使い回しを防止し，血液による感染症を軽減できる。そして，自分自身が薬物の量を減らしながら使用することも可能となる。その薬物依存症者が薬物により危険な状態になった場合は，スタッフが介入し専門の病院とも連携をしながら対応しているのである。施設のスタッフは，メンタル面へのサポートや医療・食事・住居などの相談に応じ，薬物依存からの回復を目的としたリハビリテーション施設の入所等を共に考えていくなどの支援を実施している。

　わが国においては**麻薬及び向精神薬取締法**によって違法薬物の使用は禁止となっていることから，このような考えには至っていないのが現状である。

### ③ ギャンブル障害

　**ギャンブル障害**の特徴として，とくに強調されて表面化されるものは「借金」という経済問題である。この借金さえ都合をつければと短絡的な解決を探ってしまう傾向となる。しかし，ギャンブルによる借金以外には虐待や離婚，犯罪と結びつく横領や窃盗など，社会生活において深刻化していることが多く，自殺などにも結びつくものである。自分の周囲は借金だらけとなり，将来にも希望をもつことができず，さらに身動きが取れなくなることから自殺へのリスクが高くなるのである。

### D • アディクションの再発の要因

　対象となるアディクションをやめていても，ストレスの蓄積や自分のアディクショ

ンの対象となる物質・行為などの試し行動が誘因となって，再発に至ることがある。例会やミーティングの場で使われる言葉に「**スリップ**」がある。アディクションの回復過程にはこのスリップが繰り返されることもしばしばある。それは，決していけないことではない。回復のプロセスにおいてのスリップは「スリップ＝再発＝失敗」といった構造をつくりやすいが，そのスリップをどう自分の体験として使うかが支援の鍵を握る。つまり，どのような状況でスリップに至ったのかを丁寧に聴取し，自分のストレスや苦手な場所やパターンなどを共に理解し共有していくことで再発防止につなげることが可能となるものである。

　例えば，強いストレスを感じたときに，それを回避するように突然に襲いかかってくるような「渇望」があり，対象となるものを再使用してしまうことにつながってしまう。また，「今度はコントロールが可能なのではないか」という感覚にとらわれてしまうこともある。古い仲間の誘いも含めてしばらくやめていたのだから「少しくらいは」とった自分の認知を試そうとする行為も存在する。さらには，回復のプロセスにおいて，自分の過去の問題を直視した結果，多くのものを喪失していることに気がつき心の痛みを体験することがある。同時に体の痛みにも影響され，身体疾患（内科的・外科的）や強い不眠を合併している場合などは，これらの痛みから逃れるために再使用を選択してしまうこともある。さらには，自助グループの仲間とのトラブルや人間関係，家庭環境の問題もスリップに影響を与えるものとなる。長い間，生活のなかでアディクションにのめり込んでいたことによって，やめた後に生活のしづらさや抑うつ（うつ病も含む）要因へと重なってしまうのである。

## E・家族への支援

　アディクション問題を抱えるパートナーをもつ家族は，数年あるいは数十年と相手との葛藤で苦しみ傷つき，そして疲労困憊の様相を隠せなくなっていく。家族には他人への迷惑や借金など「恥」としてのアディクション問題があることも事実である。そのために可能なかぎり懸命になって経済的なバランスを取りながらも，いつしかアディクション問題をもつ本人と同じようなプロセスを経てしまう。家族は本人の言動や行動に振り回されながらも懸命に頑張ることで問題の解決を図ってきたが，気がつくとさらに事態が悪化している状況から，**共依存**（co-dependency）という関係となっていくのである。つまり，本人は自分の問題となるものから頭が離れなくなり，そのことだけを考え始めるようになって進行する。家族は，相手が今何をしているか，またいつもと同じようなことをしないかと常に気持ちを張りつめ，緊張しながら相手へのアンテナを張り巡らせ，時には監視でもしているかのような状態となる。やがて，不眠や食欲不振などの身体症状を呈するようになる。

　「愛」をもって献身的に自分の時間までも犠牲にして尽くしてきた家族は，相手に

とって「私は必要な存在」であり「私がいなければこの人は」という苦労と巻き込まれた関係のなかに自分自身の価値を見つけ，世話をすることが自分の居場所のように感じるようになり，相手との関係に依存していくプロセスをたどる。「世話焼き」「責任を代わりに負うこと」などの状況こそが自分が果たす役割となっていくのである。「相手やその問題をコントロールする」「起きてしまった結果をコントロールする」「説教をして今後はしないように約束する」「後始末や肩代わりをする」「交換条件にアルコール・薬物・お金を渡す」「効果を期待して脅す」「世間体を気にする」等々，これらの行為を繰り返しながら，家族も共依存を進行させていってしまう。

　多くの家族は，相手が抱えるアディクション問題に対して，それらの行為が減少することを願いあるいは止まることを信じて，対症療法のようにアディクションにまつわる表面化された問題を「なかったこと」にするために，「よかれ」と考え最善を尽くしていく。つまり**イネイブラー**(enabler，支え手) の役割を取り続けてしまうのである。その肩代わりし続ける行為を**イネイブリング**（enabling）という。イネイブリングによって心も体も疲れ切った状態に陥っているが，目の前の問題に対処すべく努力を重ねていくのである。

　子どもたちは自分の親の深刻化するアディクション問題に対して，その親を信用することができなくなる。時折，アディクションから派生した問題が家庭内に暴力や暴言として溢れ，攻撃へと移り変わる生活を目の当たりにすることを余儀なくされてしまうのである。やがて家族としての機能も失い，最悪の場合は家庭崩壊へといざなわれることになる。ほかの病気と同様に「愛の力」だけでは治癒せず，アディクション問題にも介入や治療による回復へのリハビリテーションが重要となる。

## F ● 家族の回復

　家族の支援としては，家族がこれまで頑張ってきた疲労に対してじっくりと向き合い，これまでのイネイブリングをゆっくり見つめていく一方で，決してそれらの行為をジャッジするのではなく，「頑張った結果がどうであったか」「自分の感情はどうであったか」など共に考え，回復を支えることが重要となる。

　精神保健福祉士としてすぐに自助グループや保健所などの家族教室の参加を求めず，家族にとっての社会資源として自助グループや保健所，同じ問題をもつ仲間たちのグループ等があることを伝えながら，自己決定を尊重しつつ支援の展開をすることが望ましい。

　自助グループ等の紹介や導入には十分なモチベーションをもち，共依存から抜け出し，自分自身の回復のためにという意味を踏まえながら導入を図るほうがよい。

　相手のお世話をゆっくりと手放し自助グループに「むすび」「つなげ」ていく。同じ体験をした仲間の存在が大きなメリットとなり，自分自身の居場所がグループと

なったり，自分の人生をありのまま語れる場をもったりすることで，これまでの共依存関係から解放されていくことが可能となる。

　家族が精神保健福祉士と出会うことで，家庭内でこれまでとは違った対応や考え方ができるようになり，不健康な家族関係に健康な風を吹き入れることが可能となる。つまり，本人へのかかわり方の変化や相手へのとらわれから距離が取れるようになるのである。また，自助グループや仲間が集う会に出向くことで，仲間との出会いのなかで笑顔と心の健康を取り戻しながら，「安心して語る場」「同じ体験を共有する場」を得ることができるのである。

　家族は本人への対応の変化やコントロール関係から脱却し，自分自身が抱える問題と相手の問題との区別がつくことで，相手への対応の変化や子どもたちの問題にも気づくことにもつながるのである。

## G ● 子どもたちが抱える問題

　子どもたちは，家の中で両親が大声で怒鳴り合っていたり，時に暴力を目にしたり，自分がその暴言や暴力の対象となったりすることがある。しかし，子どもたちは親に面倒をみてもらわなければならない立場にいる。その家庭環境で生き延びるためには，生きるために必要な役割を取っていかなければならない。

・いい子でいなければならない
・親の顔色を見ながらの生活
・親が何を言うのかを考えながら発言する
・家のことをしなければ，見捨てられてしまう
・自分が悪いから叩かれる
・自分の存在を認めてもらえないし自分には価値もない
・友達を家に呼ぶことなんてできない
・いつも緊張した家庭内で生活を送っている，等々

　本来であれば親から愛され大切にされる一番安全な家庭が，いつも不安や緊張に脅かされ，危険に晒される場所となっている。子どもたちはそこで生き抜かなければならないのである。

　子どもたちは自分の家で起こっている事実について他人に話すこともできず，自分の思ったことや感じたことはすべて自分の心の中に押し込めるしかなく，家族のバランスを取り自分自身を犠牲にして認めてもらうことを優先したり，努力したりしながらその家庭で生きることしかできないのである。

　このような家庭環境で育ち成人した子どもたちに対して**アダルトチルドレン**（adult children；**AC**）という概念がある。親にアルコール依存症をもった成人した子どもたち（adult children of alcoholics；**ACOA**），機能不全家族で育った成人

した子どもたち（adult children of dysfunctional family；**ACOD**）である。

　このように，アルコール依存症や機能不全家族の中で育った子どもたちは，家族内でアディクション問題による力動によって，いつしか大人になる過程において不安や緊張の毎日で満たされない心と自分の存在を隠してきた心の逃げ道として，リストカットや摂食障害を抱えながら生きようとする。そして，大人になって生きづらさを引きずったまま，親のようにならないと思っていた自分自身がアディクションに陥る（とらわれる）ことも事実であり，この「世代伝播」を断ち切るためのリハビリテーションがとても重要となる。

## Ｈ・ アディクション問題から回復へ向けた支援のために

　アディクション問題は精神障害者と同様に隔離収容が行われてきた歴史的背景をもつ。プログラムもない精神科病院への収容によって社会との隔離を余儀なくされ，いわゆる懲らしめのための入院治療でもあったのである。現在では，さまざまな治療プログラムやアプローチが存在する。つまり，アディクション問題をもつ人々に対して，本人のもっている健康的な面から必要な支援に結びつけるということである。依存症の本人は自分がもつアディクションはやってはいけない，続けてはいけないことはわかっているが，それでもどうしようもない気持ちになり，続けてしまうのがアディクションの特徴である。しかし本人たちは必ず健康な面をもっている。「できればやめたい」「何とかしたい」「人生をよくしたい」「認めざるを得ない」という気持ちに対して支援を実践することが重要である。

## Ｉ・ アディクション問題へのリハビリテーション

　アディクション問題の治療やリハビリテーションは，原則的にアルコール使用障害と同様の治療の構造となる **ARP**（アルコールリハビリテーションプログラム）のシステムをもつ。また，主となる依存や障害の治療のほかに，さまざまな疾患が合併していることがあり，その治療も必要となる。

　主となるプログラムとして，以下のものがある。

①心理教育（psycho education）となるレクチャー（勉強会・学習会）があり，自分の問題が病気や障害であることの知識と理解を深めるもの

②集団精神療法（ミーティング）により，同じ体験をもつ人々と体験を話し合い，自分の問題を見つめられるような，グループ内の相互作用を中心としたもの

③個人精神療法では，やめて生きていくためのモチベーションや個人が抱える問題，内科・外科的な疾患など治療を必要とされることへの治療が施される。

④抗酒剤の使用（アルコール依存症を対象）

⑤薬物療法（精神安定剤や睡眠導入剤等）

⑥作業療法

そのほか，認知行動療法や家族教室（家族会）において，家族としての対応や情報を得る場，病気のメカニズムを学ぶ場，家族としての思いや体験を伝え共感する場として実施されている。

## J • アディクション問題における精神保健福祉士の役割

アディクション問題の相談の場は，本人への支えが苦しくなってやっとたどり着く場所であり，疲れ切った家族からの相談が中心となるため，家族への介入が重要となる。前述したようにアディクションは「恥」を伴う病気・障害となる。本人が自ら「やめたい」と訴えて来院（受診）することは少ない。そのため，ファーストクライエントとなるのは，そのパートナーや家族となることが多い。そこには心理的な問題や経済的な問題，そして社会的な問題が取り巻いているのである。

そこには面接をしているなかで表面化している問題と，すぐにかかわらなければならない深刻化した課題などが混在しており，それらの問題を整理しつつ支援することとなる。例えば，ギャンブル障害はとくに経済的な面である。返済不能な状態や債務整理あるいは自己破産手続きが急務となる場合がある。経済的な支援が必要であり，生活保護の受給等も視野に入れた支援と住居の確保などのクライエントの生活の問題にかかわることとなる。

一方，アディクション問題をもつ人々に対する支援として，それらを使用しないで生きるための本人のモチベーションを高めながら，必要な医療的ケアや薬物療法を主とする治療などを並行して実践していく。また，リカバリーツールとなる回復のための自助グループ（セルフヘルプグループ）への参加や，必要となれば中間（リハビリテーション）施設への入所・通所などを共に考えていくこともある。本人とのケースワークや当事者同士のグループワークなど，家族介入や危機介入などのプロセスがソーシャルワーク実践となる。

## K • 回復のためのリカバリーツール

### ① 自助グループ（セルフヘルプグループ）との連携と回復へのプログラム

1935年にアメリカオハイオ州アクロンで出会ったアルコール依存症者のビル（株の

仲買人）とボブ（外科医）によって，二人が会い続けることで飲酒を止め続けることができるとした**AA**（Alcoholics Anonymous，**無名のアルコール依存症者たち**）が始まり，12のステップ，12の伝統といったプログラムによって，世界に広がりをみせたセルフヘルプグループである。そこで開かれるミーティングは，「言いっぱなし，聞きっぱなし」であり，話された体験は守られ，批判されることはない。「かつてどうであったか」「何が起こっていたのか」「今はどうであるか」を基本にさまざまな体験を分かち合うものであり，外では口外しないといった参加者相互が守られたグループである。本人たちのクローズドミーティングが主であるが，関係者も入ることができるオープンミーティングもあり，そのほかステップミーティング，ビジネスミーティング，伝統ミーティング，ビギナーズミーティング，バースデイミーティング，ビッグブックミーティングがある。

　その後，さまざまなアディクション問題への取り組みこの回復のためのプログラム12のステップをベースに始まり，広がりをみせたのである。

　多くの支援者は，依存症＝自助グループ（断酒会，AA）へとすぐに結びつけやすいが，一人ひとりのクライエントと向き合って共に考え，クライエント自身が「自分にとって自助グループが必要なものである」と理解できるように結びつけたいものである。強制的ではなくクライエントの自尊心を大切にしながら，自助グループへの導入を図ることが望ましいと考える。

　**表4-3**に歴史的にみたセルフヘルプグループの誕生を示す。

### 《断酒会》

　**断酒会**は，わが国独自のアルコール依存症の自助グループであり，会員制の組織をもち会費で運営をしており，本名で例会へ参加する。1963（昭和38）年に全日本断酒連盟として全国的に組織化された（**表4-4**）。AAの12のステップの影響を受けてはいるが，断酒新生指針と断酒会規範など独自のものとなり「断酒の誓い」「心の誓い」「家族の誓い」「シングルの誓い」がある。例会には家族が参加することは原則になっているが，自由でもある。同時に医療・行政・保健等の関係者の参加も可能となっている。「体験談に始まり体験談に終わる」を基本として，全国各地で**断酒例会**（**表4-5**）がもたれている。また，断酒例会の終わりに会員全員で次の例会で会うまでの連鎖握手が行われている。

## ② リハビリテーション施設：中間施設

### ■ ダルク（Drug Addiction Rehabilitation Center; DARC）

　1985（昭和60）年に東京都荒川区に設立された，薬物依存症者から回復し社会復帰を目指す民間のリハビリテーション施設である。全国に施設を展開している。覚醒

**表4-3 ▶ 歴史的にみたセルフヘルプグループの誕生**

| 1935年 | Alcoholics Anonymous（AA）<br>アルコール依存症本人のグループ |
|---|---|
| 1951年 | Alcoholics Anonymous（AL-Anon）アラノン<br>アルコール依存症家族（妻）・友人のグループ |
| 1953年 | Narcotics Anonymous（NA）<br>薬物依存症本人のグループ |
| 1957年 | Gamblers Anonymous（GA）<br>ギャンブル依存症・病的賭博者の本人のグループ |
| 1957年 | Alateen（アラティーン）<br>アルコール依存症の家族（10代の子どもたち） |
| 1960年 | Overeaters Anonymous（OA）<br>摂食障害（拒食・過食・嘔吐）本人のグループ |
| 1971年 | Emotions Anonymous（EA）<br>感情のとらわれや情緒的な問題をもつ本人のグループ |
| 1976年 | Sex and Love Addicts Anonymous（SLAA）<br>恋愛・強迫的性行為・ストーカーの本人のグループ |
| 1976年 | Debtors Anonymous（DA）<br>多重債務者本人のグループ |
| 1980年 | Incest Survivors Anonymous<br>近親相姦の被害者本人のグループ |
| 1982年 | Cocaine Anonymous<br>コカイン依存症の本人のグループ |
| 1984年 | Adult Children of Alcoholics<br>親にアルコール依存症者をもつ成人した子どもたち |
| 1985年 | Smokers Anonymous<br>たばこ（喫煙：ニコチン）の本人のグループ |
| 1986年 | Co-dependents Anonymous<br>共依存のグループ |

剤・危険ドラッグ・市販薬・シンナー（有機溶剤）などの薬物から解放されるための
ミーティング（体験談を語る）プログラムが行われている。

### ▌2 マック（Maryknoll Alcohol Center; MAC）

　1978（昭和53）年に東京都台東区に「三ノ輪MAC」として始まった施設である。
MACとはメリノール・アルコール・センターの頭文字をとった略である。AAの12
のステップ「認める」「信じる」「任せる」のプログラムを使用し，お酒を飲まない生
き方を身につけていくアルコール依存者のリハビリテーションデイケア施設であ

表4-4 ▶ わが国の断酒会の歴史

| | |
|---|---|
| 1887（明治20）年 | 京都反省会（禁酒運動の始まり） |
| 1890（明治23）年 | 東京禁酒会 |
| 1898（明治31）年 | 日本禁酒同盟 |
| 1953（昭和28）年 | 断酒友の会（4年余りで消滅） |
| 1957（昭和32）年 | 東京断酒新生会 |
| 1958（昭和33）年 | 高知県断酒新生会 |
| 1963（昭和38）年 | 全日本断酒連盟（断酒宣言の日） |

表4-5 ▶ それぞれの特徴をもった断酒例会

| | |
|---|---|
| 家族会 | 酒害者の家族 |
| アメジスト | 女性酒害者（依存症者） |
| シングル | 配偶者をもたない（独身者） |
| 虹の会 | 身体障害をもつ酒害者（依存症者） |

る。メンバー同士の体験の分かち合いによって，同じ病気の仲間の体験を語り合い，自分の問題を見つめミーティングを重ね互いの回復に向けていくものである。全国でMACの組織がアルコール問題に限らず，アディクション問題にも取り組む展開がなされている。

そのほか，民間でギャンブル障害やアディクション問題全般（アルコール，ギャンブル，ゲーム，薬物，買い物，共依存等々）を処遇する組織や依存症回復リハビリテーション施設があり，専門職や回復者が電話相談やメール相談に応じており「苦しんでいる人々のために，回復へのリハビリテーション」に力が注がれている。

また，「同じ体験や悩みを抱える仲間の集まり」があり，12のステップを使いながらアディクションの問題を問わず，家族関係の苦しさや暴力・性被害等による「生きづらさ」に焦点を当て，生きづらさを手放しで語れる場としてミーティングを重ねているグループの存在がある。「仲間の力」が集まったミーティングを主とした集まりであり，複数のグループが同様の活動を行っている。

引用文献

1) Deegan PE：Recovery：The lived experience of rehabilitation. Psychosoc Rehabil J, 11（4）：11-19, 1988.
2) SAMHSA：SAMHSA's National Consensus Statement on Mental Health Recovery "The 10 Fundamental Components of Recovery". 2006.
3) 相川章子：精神障がいピアサポーター；活動の実際と効果的な養成・育成プログラム. 中央法規出版, 2013.
4) Solomon P：Peer support/peer provided services underlying processes, benefits, and critical

ingredients. Psychiatr Rehabil J, 27（4）：392-401, 2004.

5）Davidson L, Chinman M, Kloos B, et al：Peer support among individuals with severe mental illness：a review of the evidence. Clin Psychol Sci Pract, 6（2）：165-187, 1999.

6）Perry HS：Psychiatrist of America：The Life of Henry Stack Sullivan. The Belknap Press of Harvard University Press, Cambridge, MA and London, 1982.

7）Zingaro L：Rhetorical Identities：Contexts and Consequences of Self-Disclosure for 'Bordered' Empowerment Practitioners. Unpublished Doctoral Dissertation, University of British Columbia, 2007.

8）Happell B, Roper C：The role of a mental health consumer in the education of postgraduate psychiatric nursing students：the students' evaluation. J Psychiatr Mental Health Nurs, 10（3）：343-350, 2003.

9）Mowbray CT, Moxley DP：A framework for organizing consumer roles as providers of psychiatric rehabilitation. In：Mowbray CT, Moxley DP, Jasper CA, eds, Consumers as Providers in Psychiatric Rehabilitation. International Association of Psychosocial Rehabilitation Services, Columbia, MD, 1997, pp.35-44.

10）飯野雄治, ピアスタッフネットワーク訳・編：当事者主動サービスで学ぶピアサポート. クリエイツかもがわ, 2019.

11）長坂和則編著：よくわかるアディクション問題；依存症を知り, 回復へとつなげる. へるす出版, 2018, p.30.

**参考文献**

1）森岡　洋：アルコール症の正体と治し方. 白揚社, 1984.
2）アルコール問題全国市民協会編：アディクション. アスク・ヒューマン・ケア, 1995.
3）アルコール薬物問題全国市民協会編：アディクションまるごと改訂版；〈治療相談先・自助グループ〉全ガイド. アスク・ヒューマン・ケア, 2002.
4）高木　敏, 猪野亜朗監：アルコール依存症；治療・回復の手引き. 小学館, 2002.
5）葛西賢太：断酒が作り出す共同性；アルコール依存からの回復を信じる人々. 世界思想社, 2007.
6）長坂和則：ギャンブル依存症におけるインターベンションの必要性と課題. 明星大学大学院人文学研究科年報, 9：23-33, 2011.
7）長坂和則：アルコール関連問題へのアプローチ. 松久保章, 坂野憲司, 舟木敏子責任編集, 精神保健の課題と支援. 精神保健福祉士シリーズ2, 第2版, 弘文堂, 2016.
8）デイヴィッド・J・リンデン著, 岩坂　彰訳：快感回路；なぜ気持ちいいのか なぜやめられないのか. 河出書房新社, 2012.
9）髙橋三郎, 大野　裕監訳：DSM-5 精神疾患の分類と診断の手引. 医学書院, 2014.
10）山本由紀編著, 長坂和則著：対人援助職のためのアディクションアプローチ；依存する心の理解と生きづらさの支援. 中央法規出版, 2015.
11）蒲生裕司：よくわかるギャンブル障害；本人のせいにしない回復・支援. 星和書店, 2017.
12）竹村道夫, 吉岡　隆編：窃盗症 クレプトマニア；その理解と支援. 中央法規出版, 2018.
13）アルコール薬物問題全国市民協会編：特集／家族が使える簡単「動機づけ面接」. 季刊 Be!,（131）, 2018.
14）須藤昌寛：福祉現場で役立つ動機づけ面接入門. 中央法規出版, 2019.
15）吉岡　隆編：ギャンブル依存症；当事者から学ぶその真実. 中央法規出版, 2019.
16）蒲生裕司, 宮岡　等編：[特別企画] 行動のアディクション；「ハマる」を考える. こころの科学, 205, 2019.

# 索　引

**ギリシャ文字・記号・数字**

3病院の調査研究　15
4つの基礎的技能　102
12のステップ　145, 157
12の伝統　157
80年代憲章　7
630調査　85

**アルファベット**

[A]
AA　137, 157
AC　154
ACOA　154
ACOD　155
ACT　72
ACT チーム　47
ADA　8
ADL　3
AMHP　66
ARP　155
[B]
BA　73
BBBS　138
BBS　138
BPD　73
BPRS　56
[C]
CBID　44
CBR　43
CBR ガイドライン　44
CBT　70
CIL　138
COMHBO　127, 139
COSP　145
CR　74
CRAFT　82
CS　74
[D]
DARC　157

DAS　56
DBT　73
DV　81, 103
[E]
EAP　92
EE　103, 121
ES　90
[G]
GAF　56
[I]
IAPRS　12
ICD　7, 30
ICF　8, 30, 42
ICIDH　7, 30, 42
ILM　138
ILO　5
ILO 勧告第99号　5, 10, 87
IMR　78
IPS　20, 91
[J]
JHC 板橋会　138
[L]
LASMI　56
LIFE　81
[M]
MAC　158
[N]
NAMI　127
NHS　5
NIMH　15
NS　74
[O]
Off-JT　88
OJT　88
OPEN　81
OT　75
[P]
PANSS　56
PEER + design　140

PSE　56
PTSD　20
[Q]
QOL　3
[R]
REHAB　56
RI　99
[S]
SAMHSA　135, 145
SANS　56
SFA　11
SHARPP　81
SMARPP　81
SST　75, 100
[T]
TAMARPP　81
[U]
UCR　74
UCS　74
[W]
WHO　87
WHO/QOL　56
WRAP　103, 145
WSM　79

**あ行**

[あ]
アクセプタンス　72
浅香山病院　85
アセスメント　54
アダルトチルドレン　154
アディクション　84, 147
アドボケイター　142
アプローチ　59
アメリカ連邦保健省薬物依存
　精神保健サービス部　135
アルコール依存症　146, 150
アルコール・薬物乱用を避け
　る技能群　102

アレン，A. 65
安全衛生推進者 94
アンソニー，W. A. 12, 19,
　20, 38, 53, 56, 58, 62
アンダーソン，C.M. 122
[い]
医学的リハビリテーション
　10, 19
医学的リハビリテーション専
　門家委員会 5
医学的リハビリテーションに
　関する専門家委員会 87
医学モデル 31
依存症 146
伊藤順一郎 103
移動療法 76
イネイブラー 153
イネイブリング 82, 153
猪俣好正 61
医療観察法 113
医療保護入院等診療科 51
インクルーシブ教育システム
　116
陰性症状評価尺度 56
インターディシプリナリーモ
　デル 47
インテーク 53
[う]
ウィング，J. K. 14, 18, 55
上田敏 7, 37, 43
ウォルピ，J. 74
宇都宮病院事件 16
うつ病 73
浦河べてるの家 138, 140
[え]
衛生管理者 94
衛生推進者 94
エコマップ 49
エバリュエーション 61
援助付き雇用 19, 89
エンパワメント 12, 48
[お]
大川弥生 42
奥野英子 10
オペラント条件づけ 75
思い込み 70

親亡き後 139
オンケン，S. J. 79

**か行**

[か]
外在化 71
回転ドア現象 15
介入 59
回復 12, 148
会話技能群 102
蔭山正子 127
家族会 128, 139
家族学習会 127
家族教室 20, 125
家族心理教育 121, 122
活動 8
活動制限 8
桂アグリ 85
加藤普佐次郎 76
加藤真規子 138
加藤正明 85
川崎市社会復帰医療センター
　16
簡易精神症状評価尺度 56
環境因子 8
関係依存 81
観察学習 75
感情表出 20, 103, 121
間接介入 60
完全参加と平等 7
カンツィアン，E. J. 81
[き]
技能開発 57
技能開発介入 59
技能教育 59
機能障害 7, 8
機能評価 55
技能プログラミング 59
基本会話モジュール 101
基本訓練モデル 100
キャメロン，D. E. 13, 85
ギャンブル障害 151
教育的リハビリテーション
　10, 20
共依存 152

境界性パーソナリティ障害
　73
共感 141
供給の低減 83
強制性交 113
強制わいせつ 113
共同生活援助 112
業務指針 44
記録 49
[く]
クラーク，D. H. 16
クラーク勧告 16
クライシス後のセッション
　104
クライシスプラン 104
クラブハウス活動 14
クラブハウスモデル 12
グリーンブラット，M. 14
グループホーム 112
呉秀三 32, 76
軍事保護院 5
訓練 25
[け]
ケア会議 49
傾聴 141
系統的脱感作法 74
ケネディ教書 15
元気回復行動プラン 103,
　145
元気に役立つ道具箱 103
健康維持技能群 102
健康自己管理 79
現在症診察表 56
[こ]
高 EE 20
行為・プロセス依存 80
公共職業安定所 19
更生 6
厚生労働省編一般職業適性検
　査 56
強盗 113
行動活性化 73
行動形成 75
行動療法 73
合理的配慮の提供 117
コーエン，M. 38

コーピング　71
コープランド，E.　103
国際疾病分類　7, 30
国際障害者年　7
国際障害分類　7, 30
国際心理社会的リハビリテーションサービス協会　12
国際生活機能分類　8, 30
国際リハビリテーション協会　99
国際労働機関　5, 87
国民保健サービス　5
国立精神衛生研究所　15
国連・障害者の十年　7
心の健康問題により休業した労働者の職場復帰支援の手引き〜メンタルヘルス対策における職場復帰支援〜　93
古典的条件づけ　74
コネクション　84
小林八郎　76
コミットメント　72
コミュニティ強化法と家族トレーニング　82
今後の障害福祉施策について（改革のグランドデザイン案）　18

### さ行

[さ]
サイコ・エデュケーション　122
再社会化　25
作業療法　75
作業療法士　76
殺人　113
佐藤久夫　3
サリバン，H. S.　140
参加　8
参加制約　8
産業医　94
産業カウンセラー　95
[し]
シアナミド　150
シェイピング　75

ジェノグラム　49
シェパード，G.　58, 60, 63
支援レポート　95
視覚的コミュニケーション　49
資源修正　60
資源調整　60
資源評価　55
自己主張技能群　102
自己治療仮説　81
事後評価　61
自助グループ　136
ジスルフィラム　150
施設症　14
実施　59
質の確認　62
疾病管理とリカバリー　78
自動思考　70
嗜癖　147
司法書士　94
社会心理的リハビリテーション　38
社会生活技能　57
社会生活技能訓練　75, 100
社会生活評価尺度　56
社会生活力　11, 100
社会的学習理論　75
社会的障壁　34
社会的統合　46
社会的不利　7
社会的包摂　46
社会的リハビリテーション　11, 20, 99
社会内処遇　113
社会復帰　14
社会復帰調整官　114
社会保険労務士　94
社会モデル　6, 31
ジャパンファミリーワークプロジェクト　127
従業員支援プログラム　92
就労移行支援　19
就労移行支援事業　95
就労移行支援事業所　96
就労継続支援A型　97

就労継続支援B型　97
就労継続支援事業　96
就労継続支援事業所　97
就労支援の専門家　90
就労準備　88
就労定着支援　19, 95
就労定着支援事業　98
就労定着支援事業所　98
主観的QOL（quality of life）評価尺度　56
主観的障害　43
受容　72
需要の低減　83
障害学生支援プログラム　117
障害児教育　10
障害者　34
障害者基本計画　24
障害者基本法　8, 17, 31, 34, 36
障害者権利条約　8
障害者雇用促進法　35, 87
障害者雇用法　5
障害者差別解消法　117
障害者就業・生活支援センター　19
障害者職業カウンセラー　98
障害者職業センター　19
障害者職業能力開発校　99
障害者自立支援法　8, 18
障害者総合支援法　95
障害者対策に関する新長期計画　24
障害者に関する世界行動計画　7
障害者の機会均等化に関する標準規則　8
障害者の権利宣言　6
障害者の権利に関する条約　8
障害者の雇用の促進等に関する法律　35, 87
障害者の職業リハビリテーションに関する勧告　5, 10, 87

障害者の日常生活及び社会生活を総合的に支援するための法律　95
障害の相互受容　40
障害を持つアメリカ人法　8
障害を理由とする差別の解消の推進に関する法律　117
条件刺激　74
条件反射　74
使用障害　146
症状自己管理モジュール　101
ジョーンズ，M.　14
初回面接　54
職親制度　16
職業的リハビリテーション　10
職業能力評価尺度　56
職業リハビリテーション法　4
職業レディネス　88
職業レディネス・テスト　56
職場適応援助者　91
職場適応訓練　19
職場復帰支援プラン　93
職場復帰支援プログラム　93
ジョブコーチ　19, 91
自立訓練　104, 107
自立生活運動　3, 6, 138
自立生活技能プログラム　101
自立生活センター　138
ジンガロ，L.　141
心身機能・身体構造　8
心身障害者対策基本法　6, 16, 33
心神喪失等の状態で重大な他害行為を行った者の医療及び観察等に関する法律　113
人生レベル　42
身体再建およびリハビリテーション部門　4
身体障害者雇用促進法　6, 88
身体障害者福祉法　6

心的外傷後ストレス障害　20
信念　70
新保祐元　41
心理教育　20, 102, 122
[す]
スキーマ　70
スキナー，B. F.　75
ステップ・バイ・ステップ方式　100, 102
ストレス　70
ストレス状況　70
ストレス反応　70
ストレッサー　70
ストレングス　12, 48
スマープ　81
スミス・フェス法　4
すみれ会　138
スリップ　152
スレッシュホールズ　21
スレッシュホールズ・プログラム　21
[せ]
生活技能　57
生活訓練　104, 107
生活者としての視点　41
生活障害　42
生活ニーズ　24
生活の質　3
生活のしづらさ　42
生活モデル　6, 31
生活療法　14, 76
生活レベル　42
整肢療護園　5
精神医学的能力障害評価面接基準　56
精神衛生センター　33
精神衛生相談員　33
精神衛生法　15, 32
精神科在宅患者支援管理料　51
精神科ショートケア　51
精神科退院時共同指導料　51
精神科退院指導料　50
精神科退院前訪問指導料　50
精神科地域移行支援加算　50
精神科デイケア　51, 84

精神科デイ・ナイトケア　51
精神科ナイトケア　51
精神科リエゾンチーム　50
精神科リエゾンチーム加算　50
精神疾患及び知的障害に関する大統領特別教書　15
精神障害者ケアガイドライン・ケアアセスメント表　56
精神障害者社会生活評価尺度　56
精神障害者退院促進支援事業　138
精神障害者地域移行支援特別対策事業　107
精神障害者地域移行・地域定着支援事業　107
精神障害者地域生活支援広域調整会議等事業　107
精神障害者地域生活支援広域調整等事業　107
精神障害者ピアサポートセンターこらーるたいとう　138
精神障害にも対応した地域包括ケアシステム　45, 107
精神障害のある人　19
精神症状評価尺度　56
精神病院法　32
精神病者監護法　32
精神保健医療福祉の改革ビジョン　106
精神保健医療福祉の更なる改革に向けて　86
精神保健及び精神障害者福祉に関する法律　17, 31
精神保健計画法　15
精神保健参与員　114
精神保健福祉施策の改革ビジョン　18
精神保健福祉士法　25, 35, 63
精神保健福祉資料　85
精神保健福祉法　17, 31
精神保健法　16, 33

正の強化　81
生物・心理・社会モデル　42
生命レベル　42
世界保健機関　87
世田谷リハビリテーションセンター　16
せりがや覚せい剤依存再発防止プログラム　81
セルフヘルプグループ　12, 128, 136
全家連　139
全国精神障害者家族会連合会　139
全国精神保健福祉会連合会　139
全国ピアスタッフの集い　138
戦傷者リハビリテーション法　4
全人間的復権　2, 3, 11, 42
全米精神障害者家族会連合会　127
全米リハビリテーション協議会　4
[そ]
相談援助　25
ソロモン, P.　140

た行

[た]
第16回リハビリテーション世界会議　8
体験としての障害　43
対立の処理技能群　102
高木憲次　5
多機関連携　46
多職種協働　46
脱施設化　15
田中英樹　19, 24
多様な精神疾患等に対応できる医療連携体制　45
ダルク　157
断酒会　157
断酒例会　157
[ち]
地域移行支援　105

地域移行・地域定着支援　107
地域移行ピアサポーター　138, 142
地域活動支援センター　110
地域再参加モジュール　102
地域障害者職業センター　98
地域生活技能群　102
地域精神保健福祉機構　127, 139
地域相談支援　107
地域に根ざしたインクルーシブ開発　44
地域に根ざしたリハビリテーション　43
チームアプローチ　46
チーム会議　49
注意サイン　104
注射針交換プログラム　83
中性刺激　74
調子が悪くなっているときのサイン　104
超職種チーム　47
直接介入　60
治療共同体　14
[つ]
通院患者リハビリテーション事業　16
通院公費負担制度　33
[て]
ディーヴァー, G.　4
ディーガン, P.E.　43, 134
デイヴィッドソン, L.　140
デイビス, N　25
デイホスピタル　14, 85
[と]
動機づけ面接　145
東京パラリンピック　6
道具的条件づけ　75
統合モデル　42
当事者研究　145
当事者主導サービスプログラム　145
トータルリハビリテーション　10
特別支援教育　10, 115

ドメスティックバイオレンス　81, 103
友達づき合いとデートの技能群　102
トラウマインフォームドケア　145
トランスディシプリナリーモデル　47

な行

[な]
ナイトケア　14
ナイトホスピタル　14
中川正俊　22
長坂五郎　85
中西正司　138
[に]
ニィリエ, B.　3
日常管理プラン　104
日常生活動作　3
日本作業療法士協会　75
日本精神医学ソーシャル・ワーカー協会　26
日本精神保健福祉士協会　26
日本ピアスタッフ協会　138
入院生活技能訓練療法　64, 100
入院対象者入院医学管理料　51
認知行動療法　70
認知症初期集中支援チーム　52
認定精神保健専門職　66
[の]
能力障害　7
ノーマライゼーション　3, 24
野中猛　11, 41, 43, 57

は行

[は]
パーソナルリカバリー　134
ハームリダクション　83, 150
バザーリア, F.　15
バザーリア法　15

蜂矢英彦　16, 40
パブロフ，I. P.　74
パラレルな場　77
ハローワーク　19
バンク - ミケルセン，N. E.　3
バンデューラ，A.　75
[ひ]
ピア　135
ピア・アドボケイト　142
ピアカウンセリング　138
ピア活動　135
ピアサポーター　136, 139
ピアサポート　135, 136
ピアサポート加算　137, 138
ピアサポートグループ　136
ピアスタッフ　136, 139, 140
ビエラ，J.　14, 85
被害低減　83
引き金　104
否認　149
ピネル，P.　140
ヒューム，C. A.　55, 62
病院計画　14
評価　61
昼田源四郎　41
ひるま病室　85
[ふ]
ファースト・クライエント　82
ファウンテンハウス　14
ファウンテンハウスクラブ　12
ファシリテーター　136
ファミリーワーカー　127
フィデリティ尺度　92
福祉モデル　31
復職支援プログラム　92
複数職種指導加算　50
服薬自己管理モジュール　101
物質依存　80
不当な差別的取扱いの禁止　117
負の強化　81
部分入院　14

ブラウン，G. W.　14, 121
ふれあいセンター　140
プログラム　59
プログラムの評価　62
[へ]
ベネット，D. H.　18, 19
ベラック，A. S.　100
弁護士　94
弁証法的行動療法　73
[ほ]
放火　113
包括的機能評価尺度　56
法定雇用率　88
法律第180号　15
保健所　33
保護観察　113
保護観察官　113
保護観察所　113
保護司　113
ポプラの会　140

ま行

[ま]
マインドフルネス　72
前田ケイ　100
マック　158
麻薬及び向精神薬取締法　151
麻薬置換療法　83
マルチディシプリナリーモデル　47
丸山晋　57
[み]
見浦康文　40
三ノ輪 MAC　158
みんなねっと　139
[む]
無条件刺激　74
無条件反射　74
無名のアルコール依存症者たち　137, 157
村田信男　40
[め]
メイヤーズ，R. J.　82
メリデン版訪問家族支援　127

メンタルヘルスアクションプラン2013-2020　39
メンタルヘルス指針　92
[も]
モーブレイ，C. T.　145
モジュール　100
モデリング　75
物語　141
モリス，D. B.　18
問題解決技能　57

や行

[や]
薬物依存症　150
やどかりの里　16, 41
谷中輝雄　41
ヤングケアラー　139
[ゆ]
ユニバーサルデザイン　120
[よ]
陽性・陰性症状評価尺度　56
余暇の過ごし方モジュール　101

ら行

[ら]
ライシャワー駐日アメリカ大使刺傷事件　15
ラスク，H. A.　4
ラップ　103
[り]
リースマン，F.　128
理学療法士及び作業療法士法　6, 76
リカバリー　12, 43, 48, 134
リカバリーアプローチ　43
リカバリーカレッジ　20
リカバリーストーリー　141
リカバリーセンターくるめ　140
リネハン，M. M.　73
リバーマン，R. P.　75, 100
リバーマン方式　100, 101
リハビリ出勤　92
リハビリテーション　2, 24, 70, 134

リハビリテーション計画　57
リハビリテーションチーム
　48
リハビリテーション法　6
リハブ　56
療育　5
療養生活環境整備指導加算
　51
療養生活継続支援加算　51
リワークプログラム　92

[れ]
レジリエンス　48
レスポンデント条件づけ　74
レフ，J. P.　121
連携　26
[ろ]
労働衛生コンサルタント　94
労働者の心の健康の保持増進
　のための指針　92
ロールモデル　142

ロバーツ，E.　3, 138
ロボトミー　76

わ行

[わ]
ワッツ，F. N.　19
ワツラウィック，P.　72

# 編集・執筆者一覧

## 編　　集
新・精神保健福祉士養成セミナー編集委員会

## 編集代表
荒田　寛／佐々木　敏明／今井　博康／小田　敏雄

## 執筆者（執筆順　所属は執筆当時）

| | | | |
|---|---|---|---|
| 佐々木　敏明 | SASAKI Toshiaki<br>北海道医療大学 客員教授 | 第1章 |
| 篠原　由利子 | SHNOHARA Yuriko<br>元佛教大学社会福祉学部社会福祉学科 教授 | 第2章Ⅰ |
| 木太　直人 | KITA Naoto<br>日本精神保健福祉士協会 常務理事 | 第2章Ⅱ・Ⅲ・Ⅳ |
| 石黒　亨 | ISHIGURO Toru<br>東北福祉大学総合福祉学部福祉心理学科 講師 | 第3章Ⅰ |
| 鈴木　剛 | SUZUKI Takeshi<br>田園調布学園大学人間福祉学部社会福祉学科<br>准教授 | 第3章Ⅱ・Ⅲ |
| 大西　良 | ONISHI Ryo<br>筑紫女学園大学人間科学部人間科学科 准教授 | 第3章Ⅳ |
| 菅原　明美 | SUGAHARA Akemi<br>美作大学生活科学部社会福祉学科 准教授 | 第3章Ⅴ |
| 相川　章子 | AIKAWA Ayako<br>聖学院大学心理福祉学部心理福祉学科 教授 | 第4章Ⅰ |
| 長坂　和則 | NAGASAKA Kazunori<br>静岡福祉大学社会福祉学部福祉心理学科 教授 | 第4章Ⅱ |